LA
VIE ECCLÉSIASTIQUE

ET LES

MAISONS RELIGIEUSES

AU POINT DE VUE

DES MALADIES QU'ON Y OBSERVE

CHEZ L'HOMME ET CHEZ LA FEMME

ET LES

EAUX DE VICHY

APPLIQUÉES AU TRAITEMENT QU'ELLES COMPORTENT

PAR LE Dr E. BARBIER

Médecin aux Eaux de Vichy,
Ex-médecin du bureau de Bienfaisance du 8e arrondissement de Paris,
Ex-médecin chargé de missions sanitaires en Orient,
Lauréat de la faculté de Paris,
Membre correspondant de l'Institut égyptien.

De tous les modificateurs dont l'homme puisse utiliser
les salutaires effets dans les maladies chroniques,
les Eaux minérales sont sans contredit le plus puissant. Toute maladie chronique qui résiste à leur
action est incurable.   BORDEU.

1868

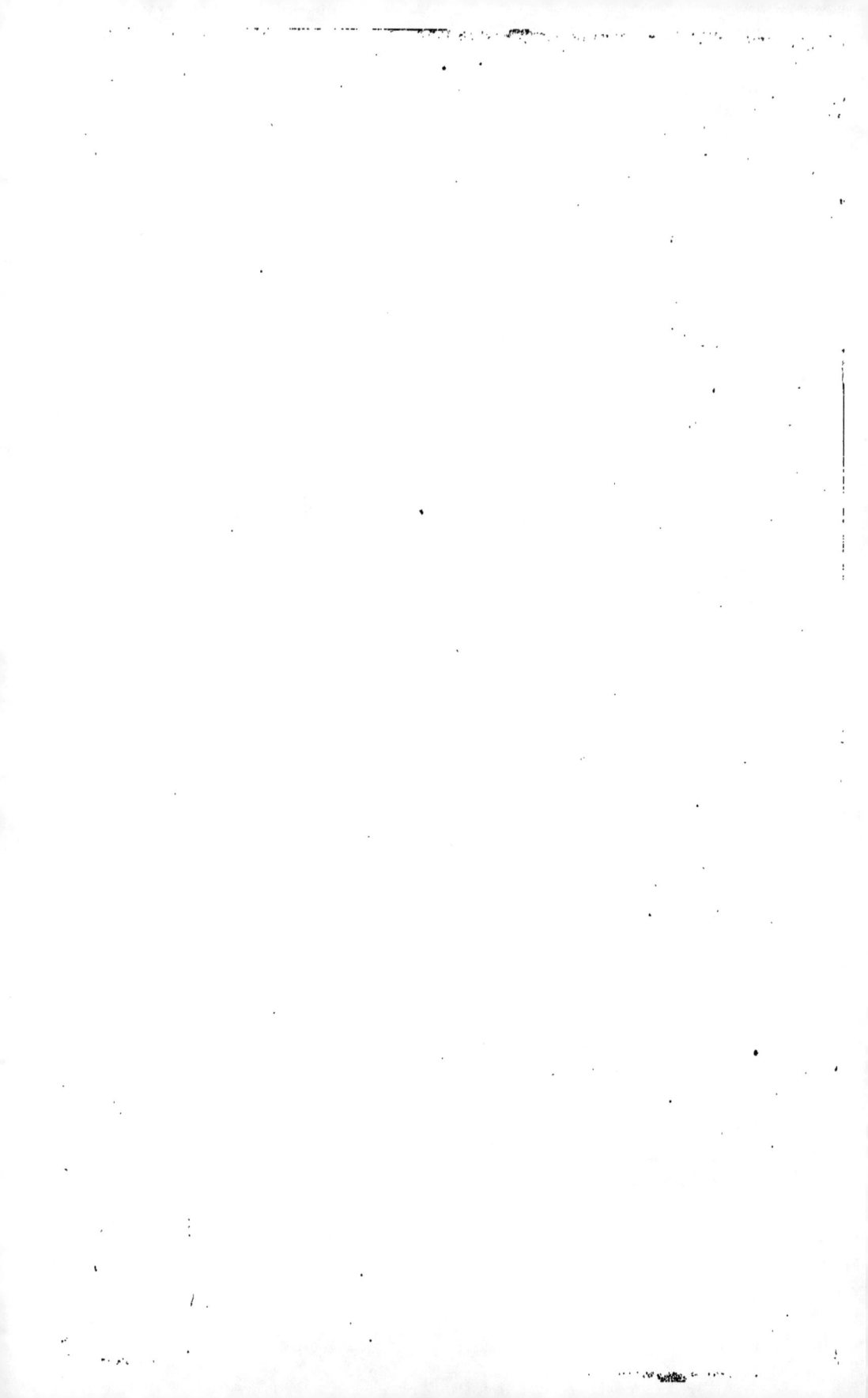

LA VIE ECCLÉSIASTIQUE

ET LES MAISONS RELIGIEUSES.

LA
VIE ECCLÉSIASTIQUE

ET LES

MAISONS RELIGIEUSES

AU POINT DE VUE

DES MALADIES QU'ON Y OBSERVE

CHEZ L'HOMME ET CHEZ LA FEMME

ET LES

AUX DE VICHY

APPLIQUÉES AU TRAITEMENT QU'ELLES COMPORTENT

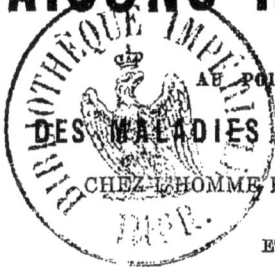
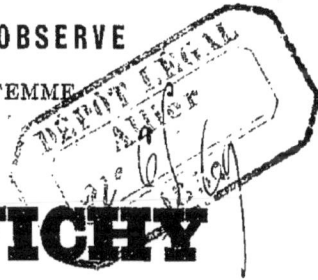

PAR LE Dr E. BARBIER

Médecin aux Eaux de Vichy,
Ex-médecin du bureau de Bienfaisance du 8e arrondissement de Paris,
Ex-médecin chargé de missions sanitaires en Orient,
Lauréat de la faculté de Paris,
Membre correspondant de l'Institut égyptien.

De tous les modificateurs dont l'homme puisse utiliser les salutaires effets dans les maladies chroniques, les Eaux minérales sont sans contredit le plus puissant. Toute maladie chronique qui résiste à leur action est incurable. BORDEU.

1868

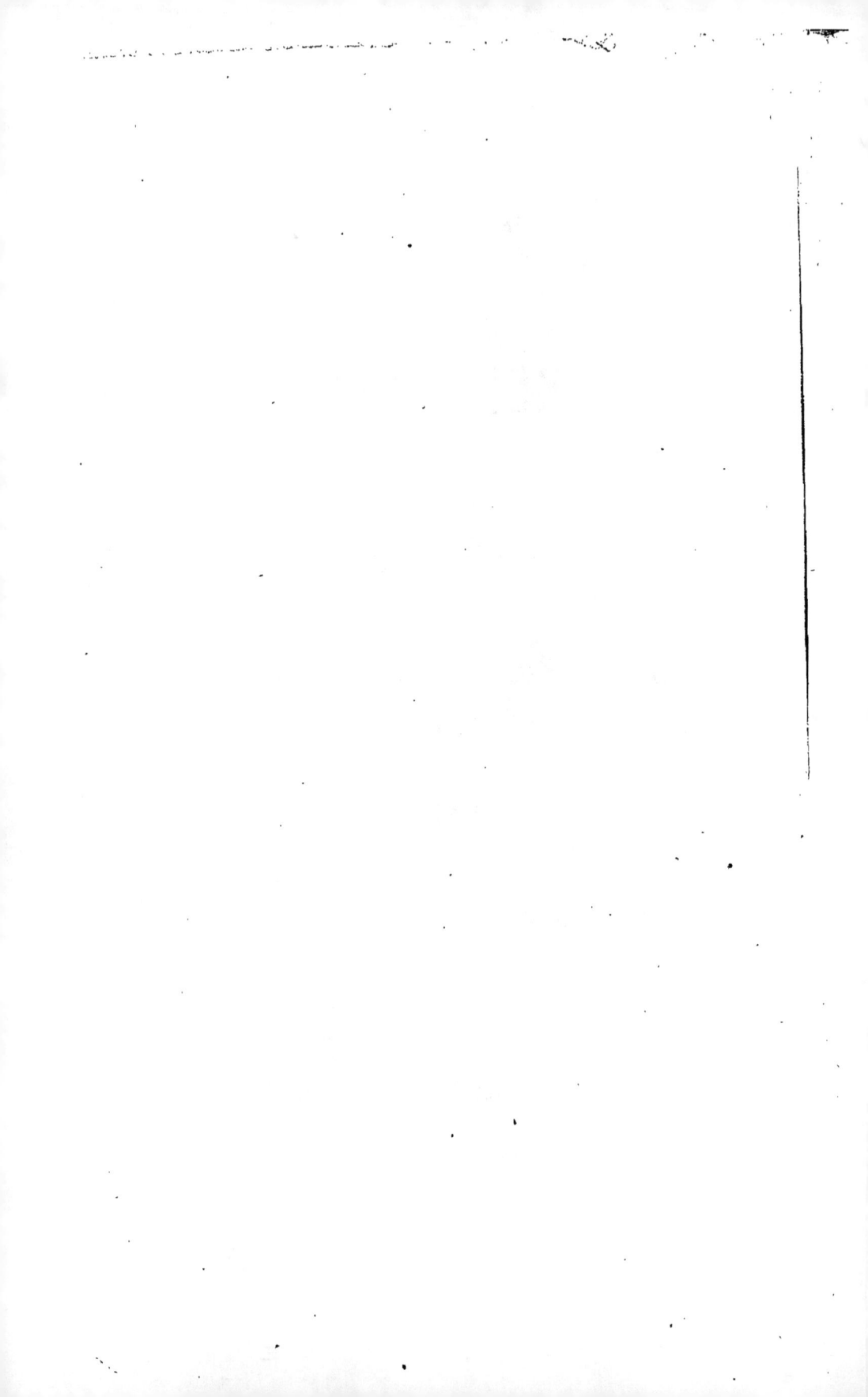

EXPOSÉ PRÉLIMINAIRE

Ce n'est point une préface que nous offrons à nos
lecteurs, mais un développement pur et simple sur le
but de cet ouvrage et les intentions qui nous animent :
Etre utile aux diverses corporations religieuses et aux
ecclésiastiques, que leur état social peut prédisposer à
certaines affections morbides, nous n'avons pas d'autre ambition. C'est donc après avoir longuement reflé-
chi à l'action thérapeutique de nos eaux minérales alcalines, après avoir recueilli nombre de faits cliniques
sur l'influence active de ces grands modificateurs de
l'organisme, que nous croyons devoir exposer ici les
résultats pratiques que l'on peut en obtenir, soit comme
médication préventive, soit comme agents thérapeutiques. Ces médicaments sont de ceux qu'on a si juste-
ment appelés *à longue portée*, donnant à entendre par
là, qu'ils continuent à agir longtemps après qu'on a
cessé d'en faire usage. Il importe, par conséquent, de
bien préciser les cas où leur indication est formelle,
d'autant que la minéralisation aussi riche que variée
de ces eaux minérales est loin d'être indifférente.

On ne doit pas oublier que la médecine préventive est la plus haute expression de l'art de guérir, précepte déjà bien défini par ces deux vers du poète latin :

Principiis obsta, sero medicina paratur
Cum mala per longas invaluere moras....

et que, d'autre part, la meilleure médication est celle qui vient en aide aux forces vitales. Or les eaux minérales, cette mystérieuse médication préparée par la nature même, suffisent à toutes les exigences de ces deux principes, dès qu'elles sont appropriées aux diverses conditions de l'organisme malade.

Car, l'écueil où va se heurter le praticien qui combat une maladie chronique, réside dans l'impuissance où il se trouve de ne pouvoir atteindre en même temps que la lésion principale, l'ensemble des autres organes et des fonctions intéressés dans le drame morbide qui constitue la maladie. Mais il n'en est plus de même avec les eaux minérales. Agissant, comme nous venons de le dire, à titre de médicaments *à longue portée*, elles embrassent aussi dans leur mode d'action une étendue plus manifeste, elles s'adressent plus spécialement à l'ensemble des fonctions pour arriver ensuite à l'organe malade, qu'elles rectifient et ramènent successivement à l'état normal. Elles répondent à la fois à une indication générale et locale, et ce mode suivant lequel elles agissent a été fort bien interprété par M. Patissier. « Les eaux minérales, a confirmé ce savant hydrologiste, agissent principalement sur deux vastes surfaces : sur la muqueuse gastro-intestinale et sur tout l'appareil tégumentaire ; elles excitent ces deux membranes qui, à leur tour, réagissent sur les autres organes liés avec elles par de nombreuses sympathies, activent leurs fonctions et modifient leur vitalité. » Ce génie, pour ainsi dire, suivant lequel se comportent les eaux minérales est le contre-pied du système fondé en médecine sur la localisation morbide, qui toujours agit au profit de l'organe, mais au détriment du malade et de la maladie.

De cet exposé succint résulte toute l'importance de la médication hydro-thermale, appliquée au traitement des maladies chroniques, la plupart exclues de nos hôpitaux, en raison de l'impuissance de l'art à les guérir. Nous les voyons refluer dans nos établissements thermaux, où elles trouvent en effet toutes les ressources efficaces ou rationelles, qui se résument en une modification profonde, intime, de l'organisation malade. Car, a dit Bordeu, l'illustre praticien des Eaux-Bonnes, « ce remède, pris intérieurement, travaille peu à peu, agit sur les humeurs, heurte à toutes les portes et dégage tous les sécrétoires. »

Comme conséquence de ce mode d'action progressif, incessant, les eaux minérales sont loin d'agir à la façon des autres agents thérapeutiques opposés comme elles aux affections diathésiques ou chroniques. Par suite, elles ne doivent pas être administrées suivant les mêmes doses que celles qui président à la prescription de ces mêmes agents. Ainsi tandis que, dans une maladie cachectique, la chlorose par exemple, nous prescrivons le fer réduit par l'hydrogène à la dose de 10 à 50 centigrammes en une seule fois, nous prescrivons les sources ferrugineuses de Vichy (source de Mesdames) à la dose de quatre verres par jour au début, chacun étant de 120 grammes environ. Or, on sait qu'un litre de la source de Mesdames renferme 26 milligrammes de bicarbonate de fer. Le malade n'absorbant donc que 500 grammes d'eau minérale en 24 heures, n'assimile en réalité que 14 ou 13 milligram. de fer, ce qui est

de beaucoup inférieur à cette seule dose de 1 décigr.
de fer réduit par l'hydrogène et prise en seule fois.
Dans l'un et l'autre cas, les effets obtenus sont aussi
différents que les doses elles mêmes du principe actif.
On pourrait dire à la rigueur que ces effets sur l'organisme sont en raison inverse de l'élévation de la dose.
Le principe ferrugineux ayant les eaux minérales alcalines pour véhicule agira avec beaucoup plus d'efficacité, que lorsqu'il est administré sous forme brute de
fer réduit, ou de carbonate de fer, même à des doses
relativement très-supérieures. C'est que, dans le premier cas, le fer est tenu dans l'eau minérale à l'état
de division extrême, ayant l'acide carbonique et le bicarbonate de soude, qui lui servent, pour ainsi dire, de
condiments et assurent son assimilation directe, intime.
Tandis que, dans le second cas, le fer n'est qu'indigéré
par les estomacs débiles, et son assimilation compro-
mise.

Nous observons en outre que les eaux minérales de
Vichy sont d'autant plus efficaces qu'elles sont administrées à doses faibles, que la muqueuse digestive frap-
pée d'atonie est mise plus fréquemment en contact
avec le liquide, qui la tonifie en l'excitant, et active
ses sécrétions.

Cette différence d'action si tranchée entre les médicaments préparés par la nature et ceux créés par l'art
ne s'explique pas, il s'en faut, par l'analyse chimique.
Mais il existe encore, dominant cette médication mystérieuse, une action dynamique, laquelle est comme
le principe vital, la vie des eaux, et qui, échappant à
l'analyse est appréciable au galvanomètre ; c'est ce
qu'on nomme l'électricité des eaux minérales.

Il y a quelques années seulement, M. le professeur
Scoutetten vint à Vichy nous rendre compte d'une

théorie nouvelle, relative à l'action électrique des eaux minérales. Le savant hydrologiste avait institué déjà de nombreuses expériences pratiques témoignant de la vérité du principe qu'il venait émettre, et opposant à l'idée théorique le fait matériel qui la démontre. Non seulement j'assistais à cette séance fort intéressante, mais j'eus l'occasion de conférer longuement avec notre distingué confrère sur l'application de son système à la médecine thermale. Je résume donc la théorie même de M. Scoutetten, dans ces quelques documents.

La composition chimique des eaux minérales, c'est un fait établi, incontestable, ne rend nullement compte de leur action thérapeutique. Toutes les eaux émanant des entrailles de la terre, ce réservoir commun de l'électricité, portent à juste titre le nom d'eaux minérales. Mais celles qui coulent à la surface du globe ne sont plus des eaux minérales. L'eau de mer est dans ce cas, malgré ses 30 à 32 grammes de principes minéraux par litre. Les eaux dites minérales ne présentent à l'analyse aucune proportion d'oxigène, elles sont absolument privées d'air. Les eaux de rivière renferment au contraire cet élément; on y constate facilement la présence de l'oxigène. De là cette conclusion logique, que les eaux minérales sont négatives par rapport au corps qui y est plongé. Elles dégagent du fluide électro-négatif. Les eaux des lacs, des mers et de rivières dégagent toujours l'électricité positive : toutes renferment de l'oxigène.

Armé du galvanomètre de Nobili, M. Scoutetten nous démontre qu'entre toutes les eaux, celles dites minérales, sont les seules qui jouissent d'une réelle vitalité trahie par cet instrument, lorsque les eaux de rivières ne déterminent qu'une insignifiante déviation de l'aiguille du galvanomètre. Cette déviation pour les eaux répandues sur la croûte externe du globe varie de 12 à 16 degrés, au maximum. Celles dites minérales, sans être thermales, exercent sur l'aiguille un mouvement instantané, qui marque 70, 80, et même 90 degrés sur l'échelle galvanomètrique.

Notre savant confrère a constaté que les eaux minérales sulfureuses sont celles qui produisent les courants les plus intenses et les plus stables. Ce résultat relatif est d'ailleurs confirmé par l'expérience pratique. Ne savons-nous pas que la fièvre thermo-minérale ou d'excitation est beaucoup plus rapide à se produire, et plus persistante sous l'influence des eaux sulfureuses, que de toutes autres en général? Ici les symptômes s'accusent franchement, sous l'empire de ce phénomène appelé la *poussée* et qui souvent atteint les limites d'une éruption cutanée, lorsqu'elle ne provoque pas le retour d'affections oubliées, dont notre jeunesse orageuse ou nos passions ont été la cause déterminante.

Les eaux minérales n'accusent leurs propriétés électriques que lorsqu'elles sont en contact avec le corps vivant, qui représente une véritable pile poreuse, ainsi que l'a démontré M. Scoutetten. Il se produit alors un courant électrique qui part constamment du liquide pour traverser le corps qui le met en évidence.

A l'aide de cette théorie rationelle, nous nous éloignons de la théorie chimique, si acclamée à Vichy, dont le but suprême était l'alcalisation des humeurs et la dissolution de l'albumine des maladies chroniques par le bicarbonate de soude. Le temps a fait justice de ces exagérations, au même titre que le système, qui nous démontre les propriétés électriques des eaux minérales, nous apprend que l'on doit, à Vichy, non pas seulement interpréter la composition chimique de ces eaux minérales, mais encore tenir grand compte de leur influence dynamique. Ainsi s'expliquent ces modifications thérapeutiques profondes exercées sur l'organisme par le traitement thermal, dont l'action directe était envisagée, il y a si peu de temps, au point de vue de théories aussi contradictoires que vides, — les unes fondées sur la saturation alcaline, ou la fluidification du sang, les autres sur une simple action topique, aussi obscure que les précédentes.

Mais les propriétés électriques intervenant dès lors comme agents ou acteurs dans l'acte physiologique produit, le bon sens pratique le plus vulgaire suffit pour comprendre la portée considérable qui doit en résulter dans l'application à l'hydrologie. Le praticien consciencieux aura désormais à spéculer avec les propriétés électro-dynamiques ou vitales des eaux qu'il prescrira à son malade, alors que les seuls principes minéraux tenus en dissolution et qu'une analyse plus ou moins exacte a constatés, guidaient jusque là ses timides prescriptions.

A tous les points de vue, il est difficile de se soustraire à l'empire des faits sur lesquels repose la théorie électro-dynamique des eaux minérales.

Une eau sidérale se tamise pour ainsi dire en passant par les couches superficielles et profondes du globe, réservoir commun de l'électricité. Cette eau acquiert des propriétés électriques en contact avec le corps humain. Tout cela est simple et logique. Cette eau devient donc ainsi un liquide vivant, animé, jouissant d'une sorte de principe vital puisé dans les entrailles du sol et qu'il perd insensiblement à sa surface. Principe vital, propriétés électro-dynamiques, le tout indépendant ou si l'on veut, dominant le principe minéralisateur. Ces données pourtant si simples n'ont pas été, il s'en faut, trouvées telles par la Société d'hydrologie médicale de Paris, qui dans la personne de son président, n'a pas cru devoir répondre à l'initiative prise par M. Scoutetten, s'offrant de reproduire devant elle ses expériences concluantes. Le progrès est difficile à arborer de front, même, paraît-il, dans les hautes régions du monde savant, qui sans doute n'entend être éclairé qu'à ses heures. Que la lumière donc se fasse sans lui et concluons, avec M. Scoutetten, au retentissement physiologique produit par les eaux minérales sur l'organisme et qui résulte des propriétés suivantes :

1º Les *propriétés dynamiques* communes à toutes les eaux minérales, en dehors de leur composition chimique, mais jouissant évidemment d'intensité diverses qu'il importe de connaître.

2º Les *propriétés médicales*, qui varient en raison de la nature et des principes minéraux plus ou moins notables.

3º Les *propriétés topiques*, exerçant une stimulation localisée à la peau, et y déterminant quelquefois des symptômes éruptifs.

Des propriétés dynamiques, confirme M. Scoutetten, dépend l'excitation thermale, ou la fièvre thermo-minérale, phénomène qui le plus souvent se concentre dans les limites physiologiques, et signalant que les eaux minérales produisent une modification intime, profonde de l'organisme, d'où résultera plus tard la guérison.

Les propriétés médicales ne se révèlent bien que lorsque les eaux sont prises à l'intérieur. Leurs effets résultent alors de la nature et de la quantité des principes minéraux qu'elles renferment. L'action médicamenteuse se produit en bains d'une façon moins accusée peut-être, mais qui se confond avec l'action topique, laquelle varie à son tour dans ses effets, suivant la composition de l'eau minérale, son mode d'emploi et la durée du bain.

Les applications à la clinique thermale laissent pleinement entrevoir les résultats féconds en précieux enseignements, qui doivent ressortir de la théorie exposée. Aura-t-on à modifier intimément une organisation qui a subi des troubles fonctionnels profonds, graves, ainsi qu'il arrive dans cette grande classe des diathèses? On devra nécessairement recourir à des eaux minérales qui, à la richesse variée des principes minéraux, unissent des propriétés électro-dynamiques effectives et puissantes.

A d'autres égards, le praticien instituera lui-même le traitement avec une sollicitude d'autant plus constante qu'il s'agira d'eaux minérales plus actives en raison de leur électricité même. A lui encore d'en suspendre l'emploi ou de persister d'autant plus, toujours en vue de ce principe électrique dominant la scène, uni ou non aux principes minéraux, dont l'action semble dominée par le précédent, particulièrement à l'égard des bains.

Telles sont les déductions logiques, rationnelles, qui découlent de la théorie de M. Scoutetten et sur laquelle nous n'avons insisté si longtemps qu'en raison de son importance et du concours qu'elle nous prêtera dans le cours de cet ouvrage.

Or, aujourd'hui c'est à l'électricité qu'on attribue une grande partie des succès de la thérapeutique hydro-minérale.

Non seulement les eaux minérales jouissent d'une éclatante efficacité lorsqu'elles sont prises à la source

même, d'où elles émanent, mais elles sont encore d'une
réelle efficacité (je parle ici des eaux de Vichy exclusivement) lorsqu'elles ont été transportées au loin.
Soit qu'il s'agisse de consolider les résultats obtenus
à la station thermale, soit qu'il importe de rectifier ou
rétablir une lésion fonctionnelle, voir même d'en prévenir l'invasion.

Il y a quelques années déjà, alors que l'idée mère de
M. Scoutetten n'était pas même entrevue, on lisait
dans une brochure sur Vichy (1) des détails d'une
inexactitude singulière à l'endroit des propriétés phy-
siologiques de l'eau minérale transportée : « Celle-ci
« privée de sa thermalité, dit l'auteur de l'opuscule,
« dépouillée de la plus grande partie de ses gaz, d'une
« partie des sels peu solubles qu'elle renfermait et
« probablement de toute la matière organique, dont
« les transformations n'ont pas encore été suffisam-
« ment étudiées, se trouve à peu près réduite à une
« dissolution de bicarbonate de soude, difficilement
« tolérée à jeun par beaucoup de personnes. Elle est
« surtout employée aux repas. » C'est là une exagération, et nous savons que, depuis, l'auteur a modifié sa
manière de voir à cet égard. Il serait, en effet, difficile
de comprendre comment l'eau minérale de Vichy si
limpide et si éminemment digestive, peut devenir indi-
geste au point d'être intolérée même *à jeun* par les
personnes qui en font usage, alors même que cette eau
aurait été conservée depuis quelques mois. Le procédé
d'embouteillage utilisé aujourd'hui par la compagnie
thermale ne permet pas à ce sujet le moindre doute.
Son application si minutieuse prévient, sous ce rapport,

(1) Des Eaux de Vichy, considérées sous les rapports clinique
et thérapeutique, spécialement dans les maladies des organes de la
digestion, la goutte et les maladies de l'Algérie. Germer-Baillière,
1851.

toute altération, surtout s'il s'agit des sources minérales froides, très-riches en acide carbonique. Celles-ci conservent au contraire leurs propriétés assez longtemps et pour ainsi dire le principe vital qui les animent, ainsi que l'expérience suivante nous en a donné la preuve irrécusable.

Tout récemment et dans l'un de nos grands centres, Lyon, nous eûmes l'occasion de découvrir chez l'un des habitués de Vichy, notre client, une caisse d'eau minérale (source d'Hauterive) oubliée dans la cave depuis plusieurs mois. Cette circonstance inattendue me fit songer aussitôt aux expériences de M. Scoutetten, et au concours du Galvanomètre. Avec cet instrument, je répétai sur l'eau de la source d'Hauterive les mêmes épreuves tentées par notre distingué confrère, et dans les mêmes conditions. L'un des pôles de cet instrument plongeait dans l'eau minérale, l'autre était placé par son extrêmité sous la langue de l'observateur. Dans cet état, aussitôt après l'immersion des deux mains dans cette même eau, nous observâmes une déviation instantanée de l'aiguille, qui oscilla d'abord de 40° à 50° degrés et finalement se maintint à 44° sur l'échelle du galvanomètre. Ce résultat nous étonna d'autant plus qu'il s'agissait d'une eau minérale qui était conservée depuis trois mois et qui néanmoins possédait toute l'énergie d'action dont elle est susceptible. Il est vrai que l'eau soumise à l'expérience émane d'une des sources froides de Vichy, qu'elle renferme une proportion très-notable de gaz acide carbonique (gram. 5,640^{mm}) tous éléments qui favorisent la conservation intacte de l'eau minérale. Nous ne voulons pourtant par inférer de ce fait que l'eau minérale transportée soit équivalente à l'eau prise à la source. Cette prétention serait ici ridicule.

Le galvanomètre prouve lui-même le contraire, en signalant une déviation de l'aiguille de 60 à 70°, dès qu'il s'agit de l'eau expérimentée à son point d'émergence. Nous voulons seulement établir que l'eau minérale exportée dans les conditions telles qu'elles se présentent à l'établissement thermal, peut rendre à la médecine pratique des services incontestables, et qu'elle est loin d'être *réduite à une dissolution de bicarbonate de soude difficilement tolérée même à jeun par beaucoup de personnes*. D'ailleurs la brochure où se trouve reproduite cette assertion erronée a déjà seize années de date, et à cette époque les propriétés électro-dynamiques des eaux minérales n'étaient pas même soupçonnées.

Il importait donc de rétablir l'exactitude rigoureuse des faits confirmée non seulement par l'expérience pratique de chaque jour, mais encore par les données de l'instrument utilisé en cette circonstance. Le but de cet ouvrage l'exigeait d'autant plus, que s'occupant de certains ordres religieux ou la cloture est inviolable, les eaux de Vichy transportées constituent la seule et unique ressource que l'on puisse utilement employer, soit comme médication préventive, soit comme traitement actif. Dans ce cas, les bains minéralisés avec les sels extraits des eaux de Vichy, pourront favorablement venir en aide à l'usage habituel de l'eau minérale prise à l'intérieur, soit pour répondre à une indication spéciale, soit pour activer les fonctions de la peau, dont l'intégrité se lie si intimément à l'équilibre des fonctions digestives.

Chez les ecclésiastiques, qui ne sont plus assujettis aux exigences de la clôture, le séjour de Vichy aura déjà produit chez eux une modification intime ou profonde de l'organisme malade, dont ils pourront consolider les suites favorables par l'usage de l'eau minérale transportée ; ses effets consécutifs s'adressent à la récidive de l'affection toujours sérieuse ou grave.

Dans cet ouvrage enfin, nous n'avons pas la prétention de reproduire l'historique de toutes les affections morbides qui peuvent résulter directement du régime, de l'austérité religieuse, des macérations, des us et coutumes en vigueur. Nous insisterons particulièrement sur les maladies qui semblent être plus intimément justiciables de l'influence thérapeutique de nos eaux minérales. Celles, par exemple, qui résultent de la vie sédentaire prolongée, mais surtout dans un milieu non suffisamment renouvelé ou aéré. Le séjour trop continué dans un confessional rentre au premier chef dans cet ordre de causes susceptibles de provoquer des troubles fonctionnels de l'hématose, par défaut d'oxigénation du sang, et par suite, de donner lieu à un état dyspeptique habituel, dont les eaux de Vichy (sources de l'Hôpital, nouvelle des Célestins, d'Hauterive, suivant les indications) sont les adjuvants utiles ou efficaces. L'on comprend en effet que si, en raison de la station assise prolongée, et de la soustraction de la lumière du jour, l'air arrive avec difficulté dans les poumons, le sang ne reçoit pas la dose d'oxigène normale, et cette grande fonction de l'hématose (1) en souffre directement.

Le sang qui arrive à l'estomac n'exerce plus sur cet organe les mêmes effets de sécrétion, que lorsqu'il a été suffisamment vivifié à l'air libre, sous l'influence de l'oxigène. Que de fois n'a-t-on pas observé des individus pris d'une indigestion pour avoir trop longtemps

---

(1) Ce mot à trait à la sanguification, dont les poumons sont les organes où s'opèrent la conversion du sang noir ou veineux en sang rouge ou artériel.

séjourné dans un milieu où l'oxigénation se faisait d'une manière incomplète. Que si ces mêmes individus sont obligés de séjourner tous les jours, durant de longues heures, dans ce même milieu mal aéré, ne seront-ils pas à la longue atteints de dyspepsie? Dans ce cas la cause de la dyspepsie git évidemment dans le défaut d'aération. Alors l'estomac devient dyspeptique et si bien qu'il ne suffit plus de la soustraction de la cause pour enlever l'effet, mais une médication appropriée doit intervenir ici en raison même de la chronicité de la maladie, qui ne tarde pas à prendre ce caractère résultant de la prolongation de la cause.

Nous verrons plus tard comment les eaux minérales alcalines interviennent si utilement dans cette circonstance, et constituent le seul traitement rationnel ou efficace, là où d'autres médications ont échoué, soit en raison de leur énergie, alors que le danger le dispute à l'efficacité, soit en raison de leur action trop exclusivement locale.

La continence absolue imposée aux ecclésiastiques, comme aux divers ordres religieux peut, entre autres, déterminer à son tour divers troubles fonctionnels des centres nerveux, qui entraînent parfois des pertes séminales d'où peut encore résulter la dyspepsie. Mais les causes de cette affection sont si nombreuses, qu'il nous serait difficile de les examiner toutes dans cet ouvrage. Nous en signalerons les principales dans l'étude que nous consacrerons à ce sujet, en nous bornant à confirmer ici que la dyspepsie accompagne toujours toute perturbation apportée aux fonctions circulatoires, respiratoires ou nerveuses.

La prolongation du jeûne est encore une des causes fréquentes de l'état dyspeptique, surtout chez les constitutions maladives ou affaiblies, et elle s'offre assez souvent à l'observation chez les divers ordres religieux assujettis à l'austérité du régime végétal.

D'un autre côté, le jeûne et le régime austère plus ou moins prolongés peuvent entraîner à leur suite une affection fort répandue dans le monde et qui est plus spéciale à la femme, bien que l'homme n'en soit pas exempt. Je veux parler de la chlorose, dont l'un des caractères est l'appauvrissement du sang, consistant surtout dans la diminution des globules, qui renferment le fer et l'hématosine, ou matière colorante.

Dans cet état morbide, les Eaux minérales de Vichy, transportées, rendent d'incontestables services, pourvu que celles-ci soient secondées dans leurs effets par un régime substantiel, approprié. Il importe aussi que l'Eau minérale, dont on fait usage au loin, émane d'une source dont les propriétés actives se conservent le plus longtemps ; les sources froides, par exemple, et dans le cas particulier, les sources d'Hauterive et des Célestins (source du rocher), sont assurément les mieux indiquées et suffisent, en général, aux diverses manifestations de la chlorose. Dans de telles conditions, on ne saurait méconnaître l'efficacité de nos Eaux minérales transportées ; — et les considérer comme inertes, ou d'une activité suspecte, est le fait d'un préjugé gratuit que repousse l'expérience impartialement acquise, et l'épreuve du galvanomètre, ainsi que nous l'avons précédemment établi. Si d'ailleurs l'éloquence du chiffre (1) peut ici être invoqué, le nombre annuellement croissant de caisses d'Eau minérale exportées par la Compagnie fermière, témoigne hautement en faveur des effets produits sur tant d'orga-

---

(1) La vente des Eaux de Vichy a atteint, en 1866, le chiffre de 2,100,400 bouteilles.

nismes malades, non pas seulement en France, mais en Europe, en Orient, dans les régions diverses de l'Amérique méridionale ou de nos colonies d'Afrique. L'Eau minérale transportée rend donc d'incontestables services à la médecine pratique, bien que cette médication ne soit pas et ne puisse être équivalente au traitement thermal subi aux sources mêmes.

Avant d'en finir sur ces développements indispensables, quelques mots encore seront utiles afin de bien préciser le but de la publication de cette brochure.

Nous n'entendons pas nous ériger en critique des divers status imposés à la vie ecclésiastique ou aux maisons religieuses de divers ordres. Nous admettons l'état de choses tel qu'il est institué; mais appréciant, au point de vue de la pathologie humaine, les affections morbides qui semblent plus particulièrement inhérentes à cet état social, dont tous les membres, à quelque catégorie qu'ils appartiennent, sont exposés à recourir aux lumières de la médecine. Nous reconnaissons donc le sacrifice, l'abnégation, l'austérité, le jeûne, la continence, les macérations comme autant d'éléments dignes et méritoires, qui consacrent l'énergie volontaire et la puissance morale de l'individu. Nous reconnaissons également l'influence favorable exercée sur les facultés cérébrales, ainsi plus disposées à la contemplation méditative, ou aux études abstraites et profondes.

Mais, dans tout état social, se trouvent inscrits les plaisirs et les peines, l'état de santé et la maladie; car ici bas, la vie est un combat. Nous nous attacherons donc à signaler les divers états morbides qui peuvent résulter du régime ou des status imposés aux divers ordres religieux et qui relèvent en même temps de l'action thérapeutique des eaux minérales de Vichy.

En plaçant la médication hydro-minérale en tête du traitement, c'est qu'il s'agit ici surtout d'affections chroniques devenues telles, en raison de la chronicité de la cause. C'est aussi que cette médication est plus que tout autre susceptible de répondre aux indications à remplir, soit comme agent préventif, soit comme agent curatif.

Elle préviendra le retour des accidents morbides en raison de cette modification intime et profonde qu'elle imprime plus spécialement que tout autre à l'orga‑nisme. Elle est capable de guérir, en raison de cette grande loi de solidarité organique, aux exigences de laquelle s'adapte si bien l'emploi méthodique des eaux minérales, qui s'adressent d'abord à l'ensemble de l'or‑ganisation, pour atteindre, mais plus tard, l'organe malade. Ce mode d'action se trouve consigné dans ces paroles de Bordeu, le grand praticien des Eaux-Bonnes : « Pris intérieurement, dit-il, ce remède travaille peu à peu, heurte à toutes les portes, dégage tous les sécré‑toires » privilège insigne que nul autre agent thérapeu‑tique ne peut revendiquer au même titre.

Les eaux minérales agissent, en effet, *intus et extra* et répondent ainsi aux larges indications que soulève traitement des maladies chroniques qui, à l'encontre des maladies aiguës, produisent dans l'économie orga‑nique un long et profond retentissement. Ce dernier est surtout accusé par un abattement progressif des forces générales, et un abaissement du ton physio‑logique des fonctions, phénomènes qui parfois l'em‑portent sur l'état morbide local. Dans l'état de vie, une modification produite sur un organe exerce un retentissement sympathique sur l'ensemble des autres, ce qui s'oppose à la loi du *balancement des forces* in‑voquée par les grands naturalistes et d'où résulte l'al-

tération de la santé générale. Dans une telle situation,
il faut s'adresser à un agent thérapeutique qui, non-
seulement exerce une favorable influence sur l'organe
malade, mais aussi sur l'ensemble des fonctions troublées. Or les eaux minérales en agissant à la fois sur
la membrane muqueuse du tube digestif et ses annexes, puis sur cette grande surface de la peau, répondent aux indications formelles que soulève la cure des
maladies chroniques. Par la muqueuse digestive, et par
l'enveloppe cutanée, l'on s'adresse en effet à l'ensemble
des organes qui concourrent à l'action vitale, à l'équilibre physiologique de la santé générale. C'est là ce
que nous avons exposé au début, en invoquant les paroles si précises de M. le docteur Patissier, au sujet
de l'action des eaux minérales sur l'organisme, et qui
en font ressortir toute la haute portée.

Que si à l'égard de Vichy, nous envisageons que les
eaux minérales alcalines de cette résidence sont *arsénicales*, considération qui n'est pas suffisamment interprétée, nous aurons autant que possible la raison des
faits les plus concluants, qui signalent ici l'importance
du traitement thermal : « La présence de l'arsenic dans
« certaines eaux minérales, présence inaperçue jusqu'à
« ces dernières années, dit M. Trousseau, donne peut-
« être le secret de l'efficacité de ces eaux et à plus de
« titres que les éléments chimiques les plus abondants
« qu'on y découvre par l'analyse. » Thénard, le grand
chimiste, et avec lui plusieurs autorités scientifiques,
confirment qu'à l'existence de l'arsenic dans les eaux
minérales doivent être attribuées en grande partie ces
modifications favorables, ces guérisons inespérées, que
l'on ne saurait imputer exclusivement à d'autres éléments minéraux. L'arsenic a donc longtemps planée
comme une inconnue sur l'explication rationnelle des

faits thérapeutiques qui émanent d'une médication thermale où ce principe intervient, à titre de régulateur des fonctions nutritives et de la circulation générale. Nous aurons donc à compter avec lui, afin de ne pas être exposé, comme certains praticiens, à allouer d'une façon ridicule les résultats obtenus par l'usage des eaux thermo-minérales *arsénicales* au changement d'air, de milieu, de climat ou d'impressions morales.

De ces précédents dont l'exposé était nécessaire, nous arrivons à l'énumération des diverses maladies qui semblent s'observer plus souvent dans la vie ecclésiastique et certaines maisons religieuses. Dans cette situation sociale, l'austérité de la règle trop longtemps observée semble parfois incompatible avec les ressources physiques de l'organisation. — De telle sorte que celle-ci se trouve exposée à des perturbations fonctionnelles où les eaux de Vichy seront d'un très-utile concours pour rétablir l'équilibre physiologique brisé. Chez la femme, nous signalerons l'influence de ces eaux alcalines, à la fois ferrugineuses (pour certaines sources) et *arsénicales*, comme médication reconstituante et tonique, dans la chlorose et les accidents hystériformes, qui peuvent chez elles résulter du célibat. Nous ouvrirons donc notre sujet par l'histoire de l'une des affections qui s'observent le plus souvent à Vichy et dont l'existence se lie étroitement à des états organiques plus graves qui la dominent, nous voulons parler de cet état morbide, protéiforme, la dyspepsie.

Dr E. BARBIER.

Vichy, mars 1867.

LA VIE ECCLÉSIASTIQUE

ET LES

MAISONS RELIGIEUSES

AU POINT DE VUE

DES MALADIES QU'ON Y OBSERVE

(CHEZ L'HOMME ET CHEZ LA FEMME)

ET

LES EAUX DE VICHY

APPLIQUÉES AU TRAITEMENT QU'ELLES COMPORTENT

LA DYSPEPSIE

La définition de cet état morbide qui eſt loin de conſtituer une maladie eſſentielle, se trouve renfermée dans le mot même, amalgame de deux autres empruntés à la langue grecque : *dûs* & *peptô*, coction difficile, ou digeſtion pénible. La dyſpepſie ne serait donc qu'une manifeſtation, un symptôme d'une autre maladie plus étendue ou conſtitutionnelle, généralement l'*herpétiſme* (1) & dont le siége eſt l'eſtomac.

(1) C'est là le nom imposé à cet état général de certains malades qui fait qu'une affection herpétique ou de nature dartreuse ayant disparu, reparaît bientôt sur quelqu'autre point de la peau ou des membranes muqueuses de tube digestif et respiratoire. Le mot *herpès*, presque synonime du mot *dartre*, signale une éruption vésiculeuse de la peau, à vésicules transparentes rassemblées en groupe sur une base enflammée.

Les caufes qui la produifent sont auffi nombreufes & variées que les divers types morbides d'où elle émane, & qui la dominent. On la voit survenir à la suite de travaux intellectuels prolongés, qui néceffitent une certaine tenfion cérébrale, ou d'affections morales perfiftantes ou de la station affife trop permanente, dans un efpace réduit & souftrait à l'influence de la lumière & du grand air. Les écarts de régime peuvent également la produire. Mais, en général la dyfpepfie, dans ces diverfes circonftances, n'eft que fugitive & difparaît avec la caufe qui l'a provoquée. Il ne peut être ici queftion que d'un état maladif accidentel, réfultant du trouble apporté dans les grandes fonctions de l'organifme, la refpiration, la circulation & l'innervation.

Mais si ces caufes perfiftent un certain temps, elles peuvent à la longue greffer l'affection sans qu'elle difparaiffe avec la caufe qui lui a donné naiffance. Ainfi que l'hématofe, (cette fonction qui a pour siége le poumon et pour but l'oxigénation du sang, qui de noir ou veineux devient rouge ou artériel, au sein de cet organe) que l'hématofe, dis-je, subiffe des perturbations fonctionnelles, réitérées par suite d'une pofition sédentaire prolongée dans un efpace reftreint, comme le séjour trop continu dans un confeſſionnal, il arrivera que l'air non-suffiſamment renouvelé pénétrera plus péniblement dans les poumons. Le sang ne subira pas un contact suffiſant avec l'oxygène, ce gaz deſtiné à le vivifier & arrivant à l'eſtomac incomplètement oxigéné, il ne produira pas sur cet organe les phénomènes phyſiologiques de sécrétion normale qu'il eſt appelés à produire, & l'eſtomac deviendra dyſpeptique. C'eſt là ce qui se reproduit, lorſque nous obſervons des individus renfermés dans un milieu trop étroit, dont l'aération n'a pas lieu & qui se trouvent pris d'une indigeſtion soudaine, sorte de dyſpepſie réſultant d'un défaut de l'hématoſe, dû lui-même à une inſuffiſance de l'aération.

La chloroſe chez la femme, affection que signale un appauvriſſement du sang, entraîne après elle des troubles fonctionnels de l'eſto-mac, qui déterminent un état dyſpeptique habituel. Dans ce cas, le sang altéré dans ses principes conſtitutifs perd ses propriétés phy-siologiques, & arrivant à l'eſtomac n'incite pas suffiſamment ce viſcère, dont la sécrétion du suc gaſtrique ne répond plus aux exigences d'une digeſtion normale. La réſultante de cet état eſt encore la dyſpepſie, comme elle l'eſt auſſi d'un trouble de l'innervation.

Le syſtème nerveux, ganglionnaire, médullaire & cérébral exerce son empire sur toutes les fonctions organiques. Or, dès qu'une poſition vicieuſe trop longtemps maintenue ou habituelle, paralyſe ou diminue l'influx nerveux, l'eſtomac devient l'écho de cette situation anormale, qui s'accuſe par de la dyſpepſie.

Bien d'autres affections générales, comme la goutté, le rhumatiſme, les fièvres intermittentes simples ou graves, sont accompagnées ou suivies de l'état morbide dyſpeptique dont il serait fort difficile d'énumérer ici toutes les cauſes qui y donnent lieu.

Mais une conſidération plus intéreſſante & qu'il importe de mentionner eſt l'influence du célibat ou de la continence abſolue sur l'affection qui nous occupe. Chez l'homme & chez la femme réſultent de cette situation des troubles fonctionnels qui doivent également retentir sur l'eſtomac, mais à un degré moindre chez celle-ci. Car à chaque période menſuelle s'opère chez la femme une fonction qui n'a pas son analogue chez l'homme, & qui, lorsqu'elle eſt régulière, provoque dans l'organisation une détente, suivie de bien-être, d'où réſulte le jeu plus libre de l'ensemble organique. Ce qui conduit à surveiller attentivement cette fonction dite *menſtruelle,* dont l'irrégularité ou la ſuſpenſion déterminent des troubles généraux qui entrainent trop souvent à leur suite l'état dyſpeptique.

Mais la continence prolongée, abſolue, qui, chez l'homme, devient une vertu véritable, en raiſon de l'énergie morale qu'elle exige, provoque dans son organiſation des troubles fonctionnels, qui parfois réclament les secours de l'art médical & plus fréquemment une médication préventive. C'eſt alors que les Eaux de Vichy introduites dans le régime habituel seront d'une ëfficacité relative incontestable. Que se paſſe-t-il, ën effet, dans l'organisme, sous l'influence de cet état de tenſion, réſultant de la plénitude des véſicules séminifères ?

Une senſation genérale de malaiſe, d'agitation & de spaſmes se produit surtout chez les jeunes sujets à tempérament nerveux & sanguins & le cerveau en eſt plus spécialement affecté.

Nous n'avons pas à expoſer les troubles locaux qui sont produits par l'effet mécanique de la diſtenſion exagérée des véſicules, la phlegmaſie des organes générateurs ou de l'urètre. Nous en parlerons dans un article spécialement consacré à la continence. Nous n'avons à conſtater ici que l'action reflexe du cerveau sur l'eftomac, dont les liens sympathiques sont si étroits de l'un à l'autre organe. De cette sympathie doit réfulter fatalement l'état dyfpeptique, comme effet consécutif du malaife & de l'agitation générale, que nous venons de signaler. On comprend facilement que l'eftomac & tout le tube digeftif doivent subir le retentiffement de cet état anormal, toujours plus ou moins imminent, suivant les conditions individuelles, & cela en raifon de la permanence de la caufe.

La loi de solidarité organique, que les naturaliftes & Cuvier surtout, ont rigoureufement établie, confirme des liens sympathiques tels, subordonnant l'ensemble de nos organes, que tous concourent à un but commun. Ils réagiffent, dans l'état de vie, les uns sur les autres & si bien, que les modifications de l'un d'eux exerce une influence sur tous les autres. De cette dépendance mutuelle des fonctions naiffent inévitablement les sympathies morbides : car dès qu'un organe eft malade, la réaction, qui en réfulte dans l'économie, ébranle cette loi du *balancement des forces* aux dépens de la santé générale & porte sur tel autre organe plus ou moins éloigné du premier une influence *reflexe,* dont le cerveau eft le centre néceffaire. Or, l'incitation morbide produite, en ce cas, sur les organes de la génération exerce par le cerveau une action sympathique sur l'eftomac, dont les fonctions troublées provoquent, tout au moins, un état dyfpeptique.

Les symptômes de la dyfpepfie, affection que nous avons traitée & obfervée sous toutes ses faces à Vichy, confiftent plus dans un malaife, qu'en une senfation douloureufe, ayant son siége à la région épigaftrique. Cet état morbide de l'eftomac eft accompagné ou suivi du rejet de matières alimentaires ou liquides & entraîne très-souvent à la suite une conftipation plus ou moins opiniâtre. C'eft en général après l'ingeftion des aliments que surviennent ces troubles digeftifs accufés par une lenteur notable de la fonction, du gonflement, avec pefanteur dans la région & un sentiment de fatigue générale. Quelquefois il exifte de la douleur toujours à l'épigaftre, mais variable en intenfité & assez souvent continue; elle semble auffi redoubler auffitôt après le repas. D'autres fois ce n'eft que trois heures après; en général, un laps de temps plus ou moins long.

Le malade éprouve, dans certains cas, une senfation douloureufe qui semble partir de l'eftomac, remonte le long de l'æfophage, avec chaleur ardente extrêmement pénible, à laquelle on a donné le nom de *pyrofis*. Cette douleur eft parfois circulaire, fait le tour du tronc & préfente sur le trajet vertébral un point correfpondant à l'épigaftre, lequel eft plus senfible qu'ailleurs. Ce point douloureux *spinal,* coïncidant avec le précédent, eft parfois le symptôme d'un squirrhe du pylore ou de l'eftomac lui-même. On doit y porter une attentive surveillance, car, dans ce cas, les Eaux de Vichy ne peuvent qu'être nuifibles & provoquer l'évolution morbide vers le terme fatal ; mais alors d'autres signes plus concluants mettent le praticien éclairé sur la voie. Les vomiffements se produifent quelquefois dans la dyfpepfie & s'ils manquent, il eft beaucoup de malades qui éprouvent un goût acide à la bouche, des aigreurs continues ou intermittentes & dans quelques cas, des renvois abondants, le matin, de matières aqueufes acides, amères ou sans saveur.

Dans cette affeſtion, l'appétit eft plus ou moins perverti, quelquefois normal, & souvent capricieux. L'état de la langue ne préfente pas, en général, d'indices conftants : on l'obferve prefque toujours blanchâtre, ou grife à sa bafe, mais auffi elle n'a rien de bien caractérifée, elle eft même normale dans quelques cas.

L'inteſtin prend une part plus ou moins active à l'état dyſpeptique, ses fonctions s'opèrent auſſi difficilement. La diarrhée aſſez rarement alterne avec la conſtipation, phénomène plus fréquent & plus opiniâtre.

Nous avons confirmé au début de ce chapitre, que la dyſpepſie n'était souvent que le symptôme d'une affection plus généraliſée dans l'organiſme conſtitutionnel, que nous avons dit être l'*herpétiſme*. C'eſt là l'enſeigne de toute une série de maladies dont les dyspepſies conſtituent l'une des branches principales, les phlegmaſies chroniques des membranes muqueuſes n'étant en dernière analyſe que des exanthèmes (éruption dont la rougeur eſt le caractère) de nature herpétique. Les angines granuleuſes, les entéralgies, les catarrhes utérins, auſſi bien que le rhumatiſme, rentrent dans ce cadre. Les écarts de régime, les excès de table ou les privations, l'alimentation inſuffiſante, les cauſes phyſiques ou morales qui peuvent troubler les fonctions digeſtives peuvent bien déterminer la dyſpepſie, mais le plus souvent elles n'en sont que les cauſes occaſionnelles, souvent dominées qu'elles sont par l'herpétiſme, dont les dartres proprement dites sont l'une des manifeſtations.

L'affection conſtitutionnelle, dite *herpétiſme*,

se caractérife, selon M. le profeffeur Pidoux,
par la variabilité exceffive & la forme mobile
souvent vague & illocalifée des manifeftations,
quand elles ne se portent pas à la peau. Les
névralgies variées sous toutes les formes sont
l'une des conféquences de cet état morbide.
Auffi les malades dyfpeptiques, comme les
herpétiques sont-ils les êtres les plus nerveux
& les plus irritables. Avec de chétives apparences, ils offrent pourtant une grande réfis-
tance vitale, &, dépenfant beaucoup par le
fyftème nerveux, il exigent une réparation
plus intime & plus large que les individus
qui jouiffent de l'intégrité des fonctions nutritives. Pour atteindre ce but, il importe donc
de mettre les forces vitales en harmonie avec
les exigences de cette réparation indifpenfable.
C'eft l'affaire du traitement.

La dyfpepfie eft une affection chronique,
qui, dominée par une caufe chronique, c'eft-
à-dire conftitutionnelle, exige un traitement
chronique auffi généralifé que la caufe elle-
même qui a provoqué l'état morbide. L'atonie
étant l'un des caractères de la maladie, c'eft
aux toniques & aux stimulants qu'il faut
demander les reffources utiles qu'on peut en
attendre chez les dyfpeptiques. Mais les stimulants & les toniques directs, qui agiffent

d'abord localement, n'ont par suite qu'une action reſtreinte, dont l'efficacité le diſpute aux dangers inhérents à leur adminiſtration, pour peu qu'ils soient prolongés quelques temps. Le quinquina, le colombo, la gentiane, les élixirs ſtimulants ou toniques, l'éther, la camomille, la méliffe, peuvent à la longue exercer sur un organe dépourvu de reſſorts une action irritante, qui transformera la dyspepſie en une gaſtralgie ou une gaſtro-entérite. D'ailleurs, l'organiſme s'habitue vite à l'influence de ces agents, qui perdent leur énergie première, à meſure qu'on eſt obligé d'en accroître les doſes. En cela réſident encore les dangers, que l'on évite par une médication plus générale, qui s'adreſſe à l'enſemble de l'économie malade, ou à la cauſe conſtitutionnelle : c'eſt le cas d'appropriation des Eaux minérales en général & des Eaux de Vichy en particulier.

« Les Eaux minérales alcalines, dit M. Pi-« doux, produiſent des effets immédiatement « bons dans les dyſpepſies, alors que les « réſultats produits par les Eaux sulfureuſes « sont beaucoup plus lents & souvent peu « favorables d'abord.» Lorſque l'état morbide qui nous occupe eſt lié à l'herpétiſme, ou dominé par lui, lorſque la cauſe eſt profondé-

ment enracinée dans l'organifme, qu'elle eſt
en un mot conſtitutionnelle, la médication
hydrologique semble relever d'une importance
plus grave encore. Les Eaux minérales de
Vichy rivaliſent dans cette circonſtance avec
d'autres Eaux minérales sulfureuſes, par
exemple, & ne sont pas moins bien indiquées
que ces dernières. L'obſervation suivante,
recueillie dans la pratique perſonnelle du
ſavant hydrologiſte, témoigne de ce que
j'avance :

« J'ai perdu, diſait M. Pidoux à la Société
« d'hydrologie médicale, un malade dont
« voici l'hiſtoire réſumée. C'était un coloſſe.
« Après avoir eu longtemps des rhumatiſmes
« goutteux, il avait éprouvé une dyſpepſie
« notable dont je l'ai traité longtemps & qui
« avait preſque diſparue après une ou deux
« cures de Vichy. Mais bientôt, un catarrhe
« capillaire grave s'était manifeſté & avait
« duré longtemps avec une grande intenſité.
« Il en fut preſque débarraſſé par une saiſon
« d'Eaux-Bonnes. Peu après, il se mit à
« maigrir, & à la fin d'un intermède noſolo-
« gique occupé par des névroſes diverſes, il
« fut pris tout-à-coup d'une névralgie sciati-
« que atroce, avec affection des nerfs de la
« queue de cheval : demi-paraplégie & amai-

« griffement beaucoup plus confidérable des
« extrémités inférieures que du refte du
« corps. Après un an de souffrances cruelles,
« cette double névralgie grave et afcendante
« difparut pour faire place à une tuberculifa-
« tion générale des deux poumons & à la
« mort. »

Voici donc, au dire de M. Pidoux, un sujet
atteint de dyfpepfie, qui, avec des symptômes
de rhumatifme, étaient les deux seuls indices
visibles ou tangibles de l'herpétifme, que tant
de praticiens auraient méconnu, faute de manifeftations plus matérielles ou plus directes ;
& c'eft peut-être à cette appréciation erronée que le malade dût l'iffue fatale qui l'a
emporté. Si la caufe conftitutionnelle, herpétique eût été conftaté tout d'abord, & si en
raifon de ce fait, le malade fut revenu à Vichy
y subir pendant quelques années un traitement, qui deux fois avait été favorable, nul
doute qu'il exifterait, ou qu'il n'eût profondément modifié sa conftitution dans un sens
favorable.

L'explication du réfultat eft auffi simple que
rationelle. C'eft que les eaux minérales de
Vichy étant *arfenicales*, les Eaux-Bonnes ne
le sont pas, & que les premières sont ainfi
plus intimement modificatrices, plus fufcep-

tibles de porter une atteinte réelle, profonde à l'herpétifme, dont les effets ultimes ont déterminé la mort du malade. Ce que j'expose à cet égard eft confirmé par M. le profeffeur Trousseau, dans son *traité de thérapeutique*. Il établit, en ce qui a trait aux affections cutanées, (& l'herpétifme rentre bien dans ce cadre) que la préfence de l'arfenic dans certaines eaux minérales confirme le secret de leur efficacité, à plus de titres que les autres éléments minéraux qu'elles renferment.

On sait auffi l'influence préventive & curative si légitimement acquife à l'arfenic dans la phtifie pulmonaire, qui a mis fin au drame morbide obfervé par M. Pidoux. Ajoutons, en paffant, que les eaux de Vichy renferment, suivant les sources, 2 & 3 milligrammes d'arfenic par litre, à l'état d'arféniate de soude.

Le fait précédemment expofé eft donc pour nous d'un fécond enfeignement. Il nous démontre que les eaux de Vichy avaient primitivement porté une atteinte réelle à l'état dyspeptique qui, avec l'herpétifme, avait été fenfiblement modifié ; ce que n'ont pu produire les Eaux-Bonnes dépourvues du principe arfenical contenu dans les premières.

Deux cures confécutives, à une année d'intervalle, avaient déterminé ce réfultat, qui

s'était maintenu un certain temps & se serait
très-probablement prolongé, si le malade eut
continué pendant quelques années la médication. Les Eaux-Bonnes ont été au moins impuiffantes dans leurs effets confécutifs, puifque
le médecin qui y exerce n'a pas jugé à propos
d'infifter, après une première cure. Et de plus
ce traitement a été suivi de phénomènes graves peu de temps après son administration. Il
nous eft au moins permis de douter ici d'un
tel réfultat avec le concours des eaux minérales alcalines de Vichy, si on en avait continué
l'usage assez longtemps.

On ne doit pas néanmoins être exclufif &
borner à tel ou tel agent les effets obtenus par
une médication. L'importance de celle-ci relève
non pas de tel principe qui entre dans sa compofition, mais de l'enfemble même de ces principes & des conditions de l'organifme qui en
reçoit l'influence. Partant de cette idée, nous
observons que dans les dyfpepfies qui sont
caractérifées par l'atonie, la langueur des fonctions digeftives, les eaux minérales qui témoignent surtout de leur action favorable sont
celles où exifte l'acide carbonique. C'eft préci-
fement le cas des eaux de Vichy, où ce gaz se
trouve à l'état libre et combiné. Sa préfence
exerce une ftimulation manifefte sur l'eftomac

& permet au viscère de tolérer avec plus de facilité l'eau minérale ingérée. Il eft pour ainfi dire l'élément protecteur qui affure la voie ou un libre paffage des autres principes dans l'organisme, en un mot, il affure leur affimilation. Car là où l'acide carbonique n'exifte pas, les eaux minérales, surtout celles qui renferment du fer, sont trop souvent indigérées ou préfentent une plus grande difficulté d'affimilation.

L'action thérapeutique des eaux minérales alcalines eft donc ici comme dominée par l'exiftence de l'acide carbonique & c'eft à lui qu'elles doivent leur supériorité rélative sur les autres eaux minérales analogues, qui sont privées de ce gaz. Une confidération à faire reffortir & d'où relève encore la valeur des thermes de Vichy, c'eft la variété des principes minéraux que l'analyse y a conftatés & qui en font en quelque sorte un centre hydrologique complet. Du bicarbonate de soude, du fer & du souffre, puis de l'arfenic, n'y a-t-il pas là, en effet, tous les éléments défirables aptes à suffir à plufieurs indications à la fois?

Le bicarbonate de soude, principe dominant dans la compofition de ces eaux, très-propre à neutralifer cette sécrétion acide, qui se produit en excès chez les dyfpeptiques, ra-

nime encore les fonctions assimilatrices toujours atteintes dans cet état morbide. Mais son
action sur l'économie est subordonnée encore
à la présence de l'acide carbonique, qui agit
d'une façon toute particulière sur les voies
digestives. L'affection dyspeptique est-elle placée sous la dépendance d'une altération du
sang, la chlorose par exemple, maladie si répandue chez les femmes?

Les sources ferrugineuses (de Mesdames,
source du rocher des Célestins, d'Hauterive)
présentent alors une indication spéciale. Le
fer se trouve combiné aux sources précédentes
à l'état de bi-carbonate de protoxide & dans
une proportion très-notable de 26, 44 & 17
milligrammes par litre. Mais il importe de
faire ressortir que le fer entrant dans la composition des sources de Vichy s'y trouve uni à
l'acide carbonique, qui en facilite l'assimilation.
La présence de ce gaz est surtout ici nécessaire
alors que l'estomac épuisé dans cette affection
se refuse si souvent à l'absorption du fer, dès
qu'il s'agit d'eaux minérales non gazeuses.

D'un autre côté l'arsénic, ce régulateur des
fonctions nutritives, que l'analyse a constaté
en proportion suffisante (source du rocher des
Célestins, de Mesdames, & d'Hauterive, dose de
3 milligrammes par litre, pour chacune d'elles,

& à l'état d'arféniate de soude) influe à coup
sûr d'une façon très-senfible sur les propriétés
médicales de ces eaux.

On sait que l'arfénic, c'eft un fait acquis à
la science, eft le meilleur des reconftituants &
par suite un médicament tonique; mais il
doit être adminiftré à dofes très-minimes (2 &
3 milligrammes, au plus, en 24 heures) &
surtout à longues périodes, ce qui réfulte des
doses très-refractées auxquelles on doit l'employer. En celà réfide exclufivement le succès
de son adminiftration, comme le secret prétendu myftérieux de l'efficacité des eaux minérales où il existe.

Chez les chlorotiques, l'arfénic tend à rétablir l'équilibre dans les principes conftituants
du sang. Ainfi que l'ont conftaté nombre de
praticiens diftingués (MM. Bouchut, Siftach,
Daffier, Frémy & Trouffeau), il active la circulation générale, tend à rétablir le chiffre
normal des globules (principe effentiel du sang)
accroit l'appétit & l'embonpoint ne tarde pas
à succéder à l'état de maigreur produit par la
maladie. Sous l'influence de ce précieux agent,
le pouls reprend un rhythme & une énergie
en rapport avec le retour succeffif à un état
normal de santé; du côté des organes refpiratoires, il y a fonctionnement plus complet.

La refpiration devient plus large, plus com-.
plète & tout signe d'oppreffion tend à se diffiper.

L'hématofe, en un mot, cette importante
fonction qui s'effectue au sein des poumons
sous l'influence de l'air, devient plus active &
plus normale.

Ces affertions, que la médecine a confacrées
et dont j'ai vérifié moi-même la rigoureuse
exactitude, ne sauraient donc être le réfultat
d'un entraînement irréfléchi. Sans entrer
même dans le domaine de la thérapeutique, l'on
sait les effets favorables obtenus par l'arfénic,
dans les usages domeftiques, chez les habitants
de certaines régions montagneufes. En Autriche, dans le Tyrol & en Styrie, son emploi
eft paffé en quelque sorte dans l'hygiène habituelle. C'eft à titre de modificateur hygiénique
qu'on l'utilife. Dans ces contrées, les payfans
connus sous le nom d'*Arfenikbauer* (payfans
à l'arfénic), prennent cet agent pour donner
aux fonctions refpiratoires plus de réfiftance
& prévenir l'oppreffion pendant les mar-
ches afcendantes, auxquelles ils sont affujettis.
Ils acquièrent en même temps une fraîcheur
de teint et un notable embonpoint, sans s'exposer beaucoup aux accidents qui résultent
de l'emploi de l'arfénic, dont ils savent appro-

prier les doses à leur tolérance. Ils l'utilisent encore à titre de condiment pour certains aliments, le fromage entre autres, auxquels ils l'associent.

Tous ces développements utiles tendent à faire ressortir l'importance de l'arsénic appliqué à la médecine humaine, et les ressources que l'on est en droit d'attendre des eaux minérales arsénicales. Dans le cas particulier, les eaux de Vichy, qui cèdent au sang les principes alcalins qu'elles renferment, augmentent ainsi sa fluidité, et par suite activent la circulation.

Mais les sels alcalins ne sont pas seuls à produire cet effet, l'arsénic intervient, dans ce cas, non moins utilement, & plus sûrement peut-être, en ce que sa présence tend à compenser les effets altérants qui résultent du bicarbonate de soude & autres principes, dont l'agent arsénical modère sans doute l'influence trop débilitante.

C'est dans cette association qu'il faut voir croyons-nous, le secret encore inexpliqué du mécanisme, en vertu duquel les eaux de Vichy sont si franchement fondantes & résolutives dans la plupart des engorgements chroniques. C'est aussi cette même combinaison, qui rend compte de l'efficacité de ces eaux dans la dyspepfie liée à l'état chlorotique, et qui explique les heureux effets qui en réfultent, lorsqu'elles sont adminiftrées loin de la source, lorsqu'il s'agit, en un mot des eaux minérales transportées.

Mais ainfi que l'ont conftaté les obfervateurs les plus sérieux, ainfi que je l'ai observé sur moi-même, c'eft pendant des mois entiers qu'il faut adminiftrer l'arfénic ou ses sels pour en obtenir des effets durables. Chez tous les malades que j'ai eu l'occasion de traiter, les résultats produits par l'agent arfénical étaient subordonnés au temps plus ou moins long imposé à son adminiftration, à ses doses minimes, comme à leur mode de prefcription, au régime alimentaire enfin, qui en seconde utilement l'action thérapeutique. Ainfi entendue, la médication arfénicale exerce une favorable influence sur la nutrition & les fonctions affimilatrices, qu'il importe tant de ranimer dans la dyfpepfie. Et dès qu'il s'agit du traitement par les *eaux minérales tranfportées*, celles-ci conftituant un médicament *arfénical*, seront donc prefcrites pendant un temps assez long, pour en obtenir une modification intime ou profonde. Ce n'eft qu'à cette condition, la longue durée de leur adminiftration, que l'on doit en attendre des conféquences favorables.

S'il s'agit du traitement thermal adminiſtré à Vichy, la source à laquelle on devra donner en général la préférence eſt celle de l'Hôpital, preſcrite d'abord à la doſe de 2 & 3 verres par jour, sans aller au-delà de 5 verres, chacun étant de 120 grammes environ. Mais on rencontre parfois dans la pratique, des malades d'une ſuſceptibilité telle, que cette eau eſt mal supportée, provoque même une certaine senſation à l'épigaſtre. Dans cette circonſtance nous avons subſtitué à cette source de l'Hôpital celle de la source du rocher des Céleſtïns ou de Mesdames, qui ont produit des effets plus favorables & mieux accuſés. Celles-ci, en raiſon de leur nature ferrugineuse, et plus encore, *arſénicale* (3 milligrammes d'arſéniate de soude par litre) relèvent d'une indication plus importante dans les affections dyſpeptiques liées surtout à un appauvriſſement du sang ; auſſi bien que dans les diverses cachexies paludéennes, chlorotiques, rhumatiſmales, &c. La source de Mesdames eſt à peu de choſe près dans les mêmes conditions, de sorte que le malade aura à opter ici entre ces deux sources différentes, suivant les exigences de son eſtomac, auxquelles il doit avant tout obéir.

Mais l'une des graves indications à remplir

chez les dyfpeptiques réfide dans le rétabliffement des fonctions de la peau, alors si souvent
inertes, & qu'il importe tant de ramener au
ton phyfiologique. Chez ces malades, l'affection
semble d'autant plus réfractaire, que la peau
refte sèche, aride, plus longtemps, & son intenfité diminue progreffivement, à mefure que
l'on parvient à vaincre l'inaptitude de cet organe à fonctionner. On comprend alors l'efficacité réfultant du concours des bains minéraux pour suffir à cette indication importante :
le rétabliffement des fonctions de la peau.
Mais il arrive parfois que celle-ci eft tout-à-
fait réfractaire, malgré la perfiftance régulière
que l'on met à faire ufage de ces bains. C'eft
le cas alors d'ajouter à ces derniers les *eaux-
mères de Vichy*, à la dofe de un litre d'abord,
pour augmenter progreffivement jusqu'à 5
& 8 litres au plus.

Ce moyen énergique utilifé pour sur-minéralifer les bains & dont nous avons des premiers signalé l'influence thérapeutique mérite
d'être pris en sérieufe confidération. Nous en
avons fait l'expérience sur nous même comme
sur nos malades, & maintes fois nous en
avons conftaté les heureux réfultats. Il eft
bien rare que l'on ne parvienne avec ce concours puiffant des *Eaux-mères* à triompher de

l'inertie rebelle de la peau à fonctionner. La stimulation congestive qui en résulte est généralement suivie de favorables résultats, à la condition que cet agent énergique sera attentivement surveillé.

Les douches *simples* à percussion, viendront encore seconder dans un sens fort utile l'administration de l'eau minérale *intus* & *extra*. On les dirigera tantôt sur les extrémités inférieures, souvent froides chez les dyspeptiques, pour y ramener la chaleur & régulariser la circulation ; tantôt sur la colonne vertébrale pour réveiller la vitalité des centres nerveux, chez les individus affaiblis. Ces douches enfin seront appliquées sur les lombes, chez les femmes dont les fonctions menstruelles sont ou irrégulières ou suspendues.

En général, elles seront administrées immédiatement avant le bain, surtout si l'atonie est le caractère de l'affection, et nous avons toujours eu à nous louer de cette méthode, qui manque bien rarement ses heureux effets.

Mais il est un symptôme qui s'observe à peu près constamment dans la dyspepsie & contre lequel se heurtent parfois en vain tous les efforts du praticien ; nous voulons parler de la *constipation*. Souvent opiniâtre, elle est aussi le dernier phénomène à disparaître sous l'influence du traitement thermal et sa perſiſtance tient en échec les fonctions du tube digeſtif comme la maladie elle-même.

Il importe donc d'agir énergiquement pour en atténuer les effets. Les bains, les douches & l'eau minérale à l'intérieur peuvent y contribuer, mais ne suffisent pas toujours.

Le concours des *douches aſcendantes rectales* peut alors rendre des services réels, & l'on arrive à rétablir ainſi la liberté du ventre. Ces douches agiſſent par la percuſſion de la colonne d'eau contre les parois de l'inteſtin frappé d'inertie fonctionnelle plus ou moins avancée. Elles en réveillent la tonicité contractile, la sécrétion de la membrane muqueuſe, & rétabliſſent le cours normal des matières.

Si la conſtipation perſiſte encore malgré ce concours actif, ce qui arrive quelquefois, on aura recours aux sels purgatifs, pris à faible doſe (6 à 8 grammes) dans le premier verre d'eau minérale. De cette façon, l'on obtient une action générale sur le tube digeſtif & qui, combinée avec l'usage de la douche ascendante, priſe à divers intervalles (tous les deux jours par exemple) provoque le réſultat déſiré. Mais on ne doit pas se diſſimuler les difficultés que l'on éprouve à combattre la conſti-

pation, même avec les reſſources variées que
nous préſente le traitement thermal de Vichy.
On eſt parfois contraint de demander aux divers agents de la matière médicale, un concours indiſpenſable qui triomphe, mais après
pluſieurs cures thermales, quelquefois des
années, de ce symptôme si opiniâtre, surtout
chez les femmes aſtreintes à l'auſtérité du régime impoſé aux maiſons religieuſes. Mais une
telle opiniâtreté du symptôme, diſons-le, eſt
assez exceptionnelle.

DU TRAITEMENT.

DE

VICHY CHEZ SOI

DANS LA DYSPEPSIE

Nous ne devons pas oublier que nous écrivons non-seulement pour les perſonnes que leur poſition laiſſe libre de se rendre à un établiſſement thermal, mais auſſi pour celles que la clôture inviolable empêche de s'y tranſporter.

A ces religieux des deux sexes, les Eaux minérales tranſportées pourront offrir des reſſources efficaces, si leur adminiſtration en eſt secondée par l'uſage des bains minéraliſés avec les Sels extraits des Eaux, voire même avec les *eaux-mères* dont le transport n'entraîne aucune altération.

Dans cette scène complexe conſtituant la maladie qui nous occupe, la matière médicale & ses divers agents n'ont fait juſqu'ici que témoigner de leur impuiſſance.

On sait, en effet, combien s'ufe vite l'influence de certains médicaments sur l'économie malade. Le sous-nitrate de bifmuth, les aftringents, les opiacés sous toutes les formes, les antifpafmodiques, tous n'ont qu'une action éphémère, nullement en rapport avec la chronicité invétérée de l'affection. Ils échouent succeffivement, ou ne sont applicables que dans les dyfpepfies de très-minime intenfité, dont la caufe eft purement accidentelle ou toute locale. En ce cas l'hygiène, le régime alimentaire aidant & secondée par les toniques généraux, les amers, le quaffia amara (réduit en copeaux menus, pour infufion théiforme), le colombo, la rhubarbe, &c., tous ces médicaments peuvent rendre des services & contribuer au rétabliffement de l'équilibre fonctionnel. Mais si la dyfpepfie s'eft prolongée au point de déterminer une perturbation sympathique sur les grands syfttèmes organiques, les centres circulatoires & nerveux, les agents précédents n'ont plus qu'une portée reftreinte, infidèle, qui menacera de s'épuifer, dès qu'on en continuera quelque temps l'emploi. Il faudra bientôt en accroître les dofes & avec elles les dangers qui le difputent à l'efficacité. Ces toniques agiront en ftimulant un organe dont la réaction eft impuiffante, en

raifon de l'atonie profonde dont il eft atteint ;
& la maladie n'aura fait que prendre une
autre forme peut-être plus grave, celle de
l'irritation, greffée, en quelque sorte, sur la
première. C'eft ainfi qu'opèrent, en médecine,
certains médicaments, dont l'action beaucoup
trop localifée, s'épuife prefqu'exclufivement
sur l'organe malade, sans porter la moindre
atteinte aux sympathies morbides, qui s'exercent sur les autres fyftèmes organiques. S'il
eft loin d'en être de même avec le traitement
thermal subi sur les lieux, on peut également
inférer que les Eaux minérales tranfportées &
le traitement qui en réfulte participent néanmoins d'une efficacité relative, qui eft loin
d'être indifférente & qui l'emporte de beaucoup sur les médicaments ufuels ordinairement employés.

Les préjugés, enfants de l'ignorance, tendent à accréditer l'infuffifance des Eaux dès
qu'elles sont prifes loin de la source. Et pourtant les exemples du contraire frappent sans
ceffe nos yeux, surtout lorfqu'il s'agit d'Eaux
minérales très-actives & d'une minéralifation
très-riche. Nous savons que celles de Vichy,
en dehors des principes minéraux, renferment,
en proportions élevées, du gaz acide carbonique sous deux états différents : le gaz à l'état

libre & en même temps combiné au liquide.
Cette condition se prête on ne peut mieux à la
confervation, comme au maintien des propriétés électro-dynamiques des Eaux.

Nous n'entendons pas soutenir ici que ces
dites propriétés soient les mêmes à la source
que dans nos régions éloignées où on les
exporte. Il s'en faut ; mais de là, à conclure
à une infuffifance radicale ou réelle, il y a loin.
D'ailleurs, la Compagnie conceffionnaire de
Vichy qui, chaque année, exporte dans nos
colonies françaifes ou anglaifes ses caifles
d'Eaux minérales par milliers ne nous donne-
t-elle pas un argument vivant qui témoigne
de leur efficacité ? Ne nous démontre-t-elle
pas, en quelque sorte, que si *un traitement
thermal eft une médication, une Eau minérale transportée eft un médicament ?* (1) Ce
fait eft à nos yeux un axiôme, qui, s'il pouvait
s'oublier, se retrouverait dans les livres de la
Compagnie fermière dont les correfpondances
avec le globe vont toujours croiflant, et qui
eft arrivée à faire connaître ses Eaux prefque
partout.

Si donc une Eau minérale tranfportée eft
un médicament, nous aurons, à l'aide de ce

(1) Durand-Fardel, *Lettres Médicales.*

dernier, l'immenfe reflource de nous adreffer
à l'enfemble de l'organifme entrepris par la
maladie, & cela, au lieu & place d'une action
reftreinte locale produite par les agents ordinaires de la matière médicale. Les Eaux
minérales en général, celles de Vichy en particulier, guériffent, non pas en s'adreffant
d'abord à la léfion fonctionnelle de l'organe,
mais à l'enfemble de l'organifme. L'expérience
de chaque jour le conftate ; c'eft d'abord par
le rétabliffement progreffif des forces générales
qu'elles procèdent, pour atteindre, mais plus
tard, l'organe malade. C'eft la marche invariable que suit la nature dans son autonomie
médicatrice, ici secondée par ses Eaux minérales, pour produire une cure définitive &
durable.

Mais comme nous ne sommes plus sur le
terrain même où l'on surprend ces Eaux
dans la plénitude de leurs attributs & l'intégrité de leur énergie, que leurs propriétés
actives ont subi avec le tranfport une légère
modification, plus ou moins notable, il importe d'en tenir compte. Pour obtenir des
effets identiques, nous pourrons avec l'accrois-
sement de la dofe infifter sur sa longue adminiftration, & de plus, nous adreffer aux sources
particulières, dont l'expérience a confirmé

l'état plus ou moins intact de leur compofition chimique.

D'après les études faites sur ce point par M. Bouquet, chimifte, dont l'autorité eft reconnue, d'après nos obfervations perfonnelles, nous savons que les sources qui conservent le plus leurs propriétés, sont celles qui perdent le moins de gaz. L'acide carbonique domine, en quelque sorte, la conftitution minérale des Eaux. L'on doit donc, en principe, s'adreffer aux sources qui renferment non pas seulement le plus de gaz à l'état libre, mais encore le plus de gaz à l'état combiné. Sous ce rapport, l'expérience démontre que celles qui renferment ou confervent leur gaz, avec le plus de facilité, se signalent par la température la plus baffe.

Les sources : 1° d'Hauterive ; 2° des Céleftins ; 3° de Mefdames ; 4° du Parc ; que si l'excitation produite par l'une d'elles exerce sur l'eftomac une action trop vive, les sources de la Grande-Grille ou de l'Hôpital remplacent utilement les précédentes ; & toutes les fois que l'on aura à s'adreffer à un malade d'une fufceptibilité exceffive, dont l'eftomac témoignera d'un état nerveux spécial, ainfi qu'il arrive chez les femmes, c'eft à ces dernières Eaux qu'il conviendra de recourir d'abord, pour enfuite arriver à l'emploi méthodique des sources ferrugineufes, par exemple, si l'indication s'en préfente.

Dans cette circonftance, on devra s'adrefler préférablement d'abord, à la *source du rocher des Céleftins,* puis à celles de Mefdames & d'Hauterive. Elles renferment par ordre, 44, 26 & 17 milligrammes de bicarbonate de fer, proportions affurément très-notables, pour obtenir des réfultats concluants, dans les dyfpepfies liées à la chlorofe, ou à l'anémie, chez les malades profondément affaiblis. J'ajoute que les deux premières contiennent 3 milligrammes d'arfénic par litre, celle d'Hauterive 2 milligrammes, proportion encore très-fuffifante pour obtenir, de ce principe actif, des effets favorables sur les grandes fonctions de l'hématofe & de la nutrition.

Nous n'ignorons pas que M. Bouquet, le savant chimifte, s'eft affuré que les Eaux de Vichy perdaient, sous l'influence du tranfport, une partie de leur protoxide de fer & de leur acide arfénique. Mais cette déperdition eft d'autant plus minime que l'Eau minérale eft naturellement froide & renferme le plus d'acide carbonique combiné. Plus le gaz se maintient combiné au liquide, soit par le procédé d'embouteillage (& celui ufité par la

Compagnie eſt d'une perfeôtion achevée), soit par les soins ultérieurs, plus on eſt aſſuré de l'intégrité relative de la compoſition de l'Eau. Car c'eſt en vertu de l'exiſtence de ce gaz qu'a lieu l'équilibre normal de combinaiſon inhérente à l'enſemble des principes minéraux qu'elle renferme : s'eſt-il évaporé, bientôt l'altération se produit.

Les Eaux minérales alcalines oppoſées à la dyſpepſie trouveront leur indication rationnelle toutes les fois que l'eſtomac sera le siége de réaôtions acides surabondantes, se produiſant à des intervalles plus ou moins éloignés des repas. Il arrive parfois que l'eſtomac trop suſceptible ou trop innervé, devenant douloureux au contaôt des aliments secrète une quantité anormale d'acides, ou que cette sécrétion même normale eſt difficilement tolérée, en raiſon de l'excès de senſibilité de l'organe malade. Dans ce cas, la digeſtion devient néceſſairement pénible, laborieuſe, alors qu'un verre d'Eau de Vichy peut suffire pour en reôtifier l'impulſion, en rendant au suc gaſtrique le degré d'alcalinité qui lui manque.

Les Eaux minérales de Vichy tranſportées sont aſſurément ici d'un utile concours au malade, soit qu'il s'agiſſe d'une exaltation nerveuſe de l'eſtomac produite par une super-sécrétion acide, c'eſt la gaſtralgie, soit que l'on ait à faire à un état dyſpeptique dont l'atonie eſt le caractère.

Lorſqu'il s'agit de dyſpepſie liée à un état de proſtration, d'affaibliſſement organique, ainſi qu'il arrive dans les cachexies (fièvres paluſtres, chloroſe, anémie), l'indication à remplir eſt d'arriver à une prompte reſtauration de l'économie. Or, nous maintenons que les Eaux de Vichy, comme Eaux alcalines-arſénicales & adminiſtrées loin de leurs sources, conſtituent l'une des précieuſes reſſources à laquelle on puiſſe s'adreſſer dans ce but.

Les expériences de notre illuſtre phyſiologiſte, Cl. Bernard, concourent à le démontrer. Après avoir sacrifié deux chiens, auxquels il avait donné, à l'un, une certaine doſe de viande mélangée à du bicarbonate de soude, à l'autre, de la viande pure, il obſerva que la digeſtion était beaucoup plus avancée chez le premier que chez le second. Ailleurs, nous voyons M. Bernard obſerver chez ces mêmes animaux, & par une fiſtule gaſtrique, l'action des alcalins introduits dans l'eſtomac. Il conſtate alors que le bicarbonate de soude neutraliſe les acides qui exiſtent dans ce viscère ; puis, survient après, une réaction réſultant de la stimulation due au sel alcalin, laquelle eſt suivie d'une super-sécrétion acide qui ruiſſelle, en quelque sorte, sur les parois de l'organe. D'où la concluſion facile, & que confirme l'expérience vulgaire, c'eſt que les alcalins & bien mieux encore les Eaux miné-rales alcalines, contribuent à faciliter & activer la digeſtion des viandes, aliment subſtantiel si important chez tous les malades profondément affaiblis, & dont il faut à tout prix aſſurer l'aſſimilation.

Les Eaux de Vichy tranſportées suffiſent donc aux exigences d'une indication préciſe dans les dyſpepſies atoniques, non-seulement en raiſon de leurs principes alcalins, mais encore de l'exiſtence d'un autre élément, *l'arſéniate de soude*. Ce dernier agit plus particulièrement sur la circulation & l'héma-toſe qu'il active notablement, en régulariſant leur fonction, & par suite exerce sur le mou-vement nutritif une influence des plus favora-bles.

Mais il faut pour obtenir ce réſultat pro-longer l'adminiſtration des Eaux aſſez long-temps, en ménageant des intervalles de suſpenſion, pour revenir & inſiſter enſuite, suivant les effets obtenus.

L'Eau minérale de Vichy (tranſportée) conſtitue donc, en réalité, un médicament

fort efficace à oppofer à la dyfpepfie, & qui,
sans avoir les dangers ou l'inertie des agents
habituellement employés contre elle, en poffède
toutes les propriétés actives & favorables.
Mais son adminiftration se fait, en général,
sans méthode & sans difcernement, & c'eft à
cette fâcheufe condition qu'il faut imputer les
quelques infuccès qui peuvent en être la suite.
Exportée, l'Eau minérale de Vichy conferve
son *arféniate de soude* à peu de chofe près
dans son intégrité normale. On peut donc
confidérer cette Eau tranfportée comme franchement *arfénicale,* & à ce titre elle doit être
employée affez longtemps pour en tirer toute
l'efficacité poffible. MM. Devergie, Trouffeau
& Boudin portent à plufieurs mois la durée
habituelle d'un traitement arfénical quelconque, si l'on veut en obtenir une modification
intime & durable.

De cette façon, l'arfénic devient, lorfqu'il
eft intelligemment appliqué, le meilleur des
toniques, un reconftituant toujours sûr dans
ses effets, & l'agent le plus propre à rétablir
l'équilibre dans la conftitution du sang appauvri ou vicié dans ses principes. M. le docteur
Gilette, médecin des hôpitaux de Paris, qui a
utilifé le traitement arfénical dans la chorée,
a obtenu des succès conftants chez les malades

chlorotiques ou lymphatiques. M. le doĉteur Frémy, auſſi médecin des hôpitaux, a confirmé dans sa pratique perſonnelle, que les malades qui prennent de l'arſénic ne tardent pas à engraiſſer & à jouir d'un appétit conſidérable. Dans la cachexie paludéenne, M. Boudin, & après lui le doĉteur Siſtach, de Vienne, ont démontré l'heureuſe influence de ce médicament, qui, en ranimant l'appétit, tend inceſſamment à rétablir l'embonpoint & les forces.

Auſſi ne doit-on pas s'étonner, dans ce cas, des propriétés aĉtives du traitement thermal à Vichy chez les fébricitants, que nous envoient chaque année, à l'hôpital militaire, nos colonies d'Afrique ou du Sénégal. C'eſt en partie à l'arſénic surtout, à sa préſence dans les Eaux minérales, que sont dues ces cures qui nous étonnent, & que l'on avait inutilement tentées ailleurs.

Ce point de vue si important, juſqu'ici à peu près méconnu, témoigne à son tour de l'efficacité des Eaux tranſportées, lorſqu'on les oppoſe à la dyſpepſie, efficacité qui dépend & du mode d'emploi & du délai plus ou moins long impoſé à leur adminiſtration.

Le choix de la source a une importance réelle; s'agit-il de dyſpepſie atonique liée à un

appauvriſſement du sang, la source ferrugineuſe de Meſdames ou la nouvelle des Célestins ou d'Hauterive, toutes préſentent alors
une indication préciſe. Peut-être la dernière,
en raiſon de sa richeſſe en gaz, de sa température, 16°, de la préſence du fer (17 milligr.
par litre) devra-t-elle être préférée. Mais la
source du rocher des Céleſtins (contenant 3
milligrammes d'arſéniate de soude & 44 milligrammes de fer par litre) eſt à mon avis au
moins équivalente, sinon plus active. Après le
choix de la source, son mode d'adminiſtration.

L'Eau minérale tranſportée eſt aſſez souvent
preſcrite aux repas, en mélange avec le vin.
Cette pratique eſt rationnelle & doit être
maintenue, car elle ne porte aucune atteinte
aux propriétés du médicament. Maintes fois,
on a confirmé que dans les maladies avec
prédominance d'acides, l'urine s'alcaliſe promptement par un mélange de vin & d'Eau de
Vichy. L'indication qui conſiſte ici à atténuer
ce surcroît d'acide eſt donc remplie.

Les expériences si concluantes de M. Cl.
Bernard nous ont démontré, en outre, l'efficacité active de l'Eau alcaline sur la digeſtion
des aliments, de la viande surtout.

Par conſéquent, nous sommes autoriſés à

confidérer l'Eau de Vichy exportée, prife aux repas, comme un moyen précieux de ranimer les forces vitales par l'influence qu'elle exerce sur les fonctions nutritives. Si de plus on tient compte de l'exiftence de l'arfénic, on sera plus porté à prefcrire l'emploi de l'Eau minérale à jeun; attendu que les corps gras (& il en exifte toujours dans la préparation des aliments) tendent à atténuer & annihiler les effets de l'agent arfénical. Il eft donc d'une abfolue néceffité de prefcrire, à ce point de vue, l'Eau de Vichy, le matin, pendant la vacuité de l'eftomac, & en même temps, aux repas. Ainfi adminiftré, le traitement hydro-minéral aura toutes ses propriétés actives. Un ou deux verres au plus d'Eau minérale, chacun étant de 140 grammes environ, telle eft la dofe qu'il ne faut pas dépaffer, alors que souvent un seul verre pourra suffire dans bien des circonftances.

Cette Eau peut parfois être coupée soit avec l'eau de goudron, soit avec la tifanne de graine de lin ou de houblon, & par quart seulement, toujours à jeun, suivant les diverfes indications que l'on se propofera de remplir.

Mais, d'un autre côté, comme il importe d'agir en même temps sur la peau, cet organe dont les fonctions languiffantes entretiennent

l'affection, les bains minéralifés avec les sels
extraits des eaux de Vichy interviendront utilement pour répondre à cette exigence (1). Ces
bains seront pris à divers intervalles, le matin à
jeûn, & contenant chacun de 250 à 500 gram.
de sels minéralifés, suivant les cas, ou la
susceptibilité organique de chaque individu.
Leur température moyenne doit être de 31 à
33 degrés centigrades & l'immerfion ne pas

(1) Les vastes laboratoires d'évaporation établis près
des sources par la Compagnie concessionnaire de Vichy,
évaporent par heure 1,400 litres d'eau minérale, donnant chacun 7 grammes de sels, cristallisants sous
forme d'octaèdre à base rhombe, tronqué sur le sommet. — Après l'extraction des sels, on soumet ces
derniers à un courant prolongé d'acide carbonique, qui
leur donne cette blancheur mâte analogue à celle du
marbre blanc, et qui sont d'une très-grande pureté.
Ces sels contiennent ainsi à peu de chose près, tous
les principes contenus dans les eaux. La valeur thérapeutique qu'on doit leur attribuer participe au moins
de quelques unes des propriétés reconnues aux bains
minéraux ordinaires et on se gardera de leur préférer
jamais le sel de soude du commerce, toujours mélangé
de plusieurs principes étrangers plus ou moins nui-
sibles.
    Un agent spécial du Gouvernement est chargé de
surveiller cette préparation, et l'usage de ces sels
adapté à la fabrication des *sels pour bains*, *pastilles
et dragées*. Le malade et le médecin sont donc assurés
des produits qu'ils emplòyent. Chaque boîte ou flacon
est scellé d'un cachet portant ces mots :

Ministère de l'Agriculture, du Commerce et des Travaux publics

Contrôle de l'État.

se prolonger au-delà d'une heure. Ainſi entendue, l'adminiſtration de ces bains secondera les effets obtenus par l'eau minérale à l'intérieur. Ils exerceront sur la peau une action tonique & ſtimulante, qui n'aura rien de commun avec celle qui réſulte d'un bain d'eau douce ordinaire. Ce dernier ne saurait être prolongé quelques jours sans provoquer un état de faibleſſe générale ou de proſtration, contre indiqué dans l'affection qui nous occupe. Mais il eſt loin d'en être de même avec le bain minéralisé par les sels de Vichy. Nous l'avons expérimenté sur nous-même & toujours nous avons pu cónſtater un sentiment général de bien-être, de vigueur, après l'immerſion, que l'on ne pourrait éprouver sous l'influence de l'eau simple.

Lorsque les effets se produiſent dans ce sens, mais toutefois sans amener encore le retour normal des fonctions de la peau, ce qui s'obſerve aſſez souvent, il convient alors de recourir aux *Eaux-mères*, qui contiennent la soude & les sels de Vichy à un état de concentration remarquable. Nous en avons précédemment exposé les attributs, & ce que nous en avons dit eſt applicable au traitement minéral de Vichy à domicile.

C'eſt surtout alors que la dyſpepſie sera la

manifeftation d'une diathèse, comme l'herpétifme, dont nous avons parlé au début, &
dont l'influence s'épuise sur la membrane muqueufe digeftive, au lieu de se produire à la
peau sous forme de dartres, c'eft alors, dis-je
que l'emploi des Eaux-mères provoquera à la
peau une irritation fubftitutive des plus efficaces. Leur action peut en ce cas déplacer
une viscéralgie ou entéralgie ancienne & la
ramener à son siége d'élection, la peau, où
elle sera plus facilement acceffible aux efforts
de l'art. Mais ce n'eft qu'en infiftant affez
longtemps sur cet agent énergique que l'on
pourra en attendre une modification profonde
& perfiftante, & lorsque les eaux minérales
prifes à l'intérieur viendront seconder cet
heureux réfultat.

Alors que la dyfpepfie eft le symptôme de
l'herpétifme, on sait combien les membranes
muqueufes, ce tégument interne qui peut en
devenir le siége, sont expofées à subir les manifeftations diverses de flux, de catarrhes, de
congeftions, de névroses, de névralgies, des
spafmes isolés; tous phénomènes auffi varia-
bles que les conftitutions diverses qui en sont
affectées. On comprend, dans ce cas, quelle
importance il y a à rappeler à la peau un état
morbide si complexe, qui se produit sur la

muqueufe digeftive ou autre et qui souvent
ne s'aggrave qu'en raison de l'inaptitude rebelle qu'offre le tégument externe à fonctionner.

Or, l'irritation congeftive, irritante, qui résulte des bains réitérés d'*Eaux-mères*, attentivement surveillés, peut amener, à la longue,
ces effets inefpérés & dont nous avons observé
nous-mêmes les conféquences favorables chez
plufieurs malades, dont aucun traitement
n'avait jusque là résolu l'état morbide. Mais
ici comme ailleurs, les ressources thérapeutiques à tirer de cet agent dans les dyspepfies
invétérées dérivent du maniement intelligent
et méthodique de son application. En ceci
comme partout, l'opportunité eft l'âme de la
guérifon.

CONTINENCE ABSOLUE

SES EFFETS PHYSIOLOGIQUES ET MORBIDES
CHEZ L'HOMME

Lorsqu'on s'aftreint volontairement à réfis-
ter aux paffions dont le but eft la reproduction
de l'efpèce, on s'impofe une privation plus ou
moins pénible, phyfiquement, on obferve la
continence. Certaines conftitutions pléthoriques, où l'élément sanguin prédomine, ne
peuvent subir cette abftention de l'acte fonctionnel impofé à la reproduction, sans en éprouver des troubles organiques assez notables,
pour altérer au moins l'harmonie qui préfide
à l'enfemble des fonctions vitales.

Lorsqu'elle eft longtemps prolongée, voire
même abfolue, ainfi qu'on l'observe dans les
communautés, la continence provoque l'accumulation de la liqueur séminale dans les véficules & infenfiblement amène une turgefcence telle de ces organes que l'évacuation
s'opère spontanément pendant le sommeil &

donne lieu à ce phénomène appelé *pollutions nocturnes*. Il en résulte une détente générale de l'organisme bientôt suivie d'un sentiment général de bien être.

Mais il n'en est pas toujours ainsi, &, soit qu'il s'agisse d'une disposition organique spéciale de l'individu, soit par le fait de préoccupations intellectuelles trop vives, les pollutions nocturnes n'ont pas lieu. Dès lors l'accumulation persiste & s'accroît.

Chez certains sujets nerveux, irritables, des accidents sérieux peuvent se produire. L'organisation toute entière est entreprise. Des spasmes se font sentir çà & là ; un sentiment de tension, de malaise & d'agitation générale ouvre la scène. Le cerveau est particulièrement le siége d'une surexcitation, qui parfois donne lieu aux conceptions élevées, dont le génie seul est capable, & peut ainsi être utilisé dans un sens favorable & fécond.

D'autres fois, cet état de tension cérébrale entraine une véritable manie aiguë, une sorte de fièvre érotique, dans tous les cas une perturbation fonctionnelle de l'ensemble organique qui affecte à la longue certains organes, avec une intensité plus ou moins grave. La circulation s'accélère, le pouls est fréquent, irrégulier, les fonctions digestives s'altèrent.

La peau perd infenfiblement son aptitude à fonctionner ; elle devient le fiége de prurits incommodes, çà et là difféminés sur sa vafte surface, où se développe également une chaleur infolite, sèche, aride, quelquefois très-pénible. Le sang lui-même participe évidemment à cet état d'éréthisme général ; sa compofition se modifie, et peut devenir trop riche pour les organes dont la nutrition lui eft confiée.

De là, aux congeftions sanguines imminentes, il n'exifte, chez les tempéraments sanguins, qu'une faible diftance à franchir, pour peu que la continence absolue se maintienne. Bientôt des douleurs fort pénibles se localifent dans les aines, le cordon spermatique & les tefticules. Puis la liqueur séminale continuant à ftagner dans les conduits séminifères, la diftenfion & l'irritation en réfultent, au point de provoquer l'engorgement du tefticule & son inflammation confécutive.

Mais avant d'atteindre ce réfultat ultime, des phénomènes sympathiques s'éveillent du côté des voies digeftives & notamment vers le gros inteftin où des symptômes diarrhéiques se manifeftent.

Nous avons observé chez quelques eccléfiaftiques, auxquels nous donnions nos soins, cet état morbide se produifant prefque pério-

diquement, lequel avait, à la longue, déterminé une légère irritation de l'inteſtin, sorte de
dyspepſie inteſtinale, qui avait obtenu du traitement de Vichy de notables soulagements.

Chez ces malades, la diarrhée survenait à
certains époques, &, durant un certain laps
de temps, opérait par l'inteſtin une décharge
qui ne pouvait s'établir ailleurs. Un soulagement momentané en réſultait. Mais le symptôme se reproduiſant toujours, en raiſon de la
cauſe, avait, chez quelques malades, donné
lieu inſenſiblement à une plus vive susucepti-
bilité de l'organe; puis à une entéralgie véritable, dont une conſtipation opiniâtre était la
suite.

Je le répète ici, deux & quelquefois trois
cures suivies à Vichy avaient produit, dans
ces différents cas, les réſultats les plus favorables. Chez trois de ces malades, nous avons
même obſervé une cure radicale & définitive
mais avec le concours des eaux minérales
transportées & continuées.

Chez la femme, ainſi que nous le verrons
bientôt, la scène change : parfois inſignifiante,
elle peut dans quelques cas rares, il eſt vrai,
devenir très-complexe, en raiſon de la préſence de la matrice. Car, ainſi que les anciens
l'ont confirmé, la femme n'eſt ce qu'elle eſt,

que par l'existence de l'utérus : *Propter solum uterum, mulier eft id quod eft.*

Les phénomènes précédemment expofés ne se produisent pas toujours avec la même intenfité. Parfois indifférents chez les individus lymphatiques, la nature se charge de suffire à l'évacuation des véficules spermatiques, par des *pollutions nocturnes,* et tout rentre dans l'ordre fonctionnel normal. Mais les choses ne se paffent plus ainfi, lorsqu'on fe trouve en face de tempéraments sanguins, nerveux, ou bilieux : chez les individus qui poffèdent d'ailleurs une activité beaucoup plus vive que celle inhérente aux tempéraments lymphatiques. Dans le premier cas, la continence abfolue devenant prefqu'un supplice eft véritablement une vertu, dont le maintien exige toute l'énergie volontaire, toute la force morale dont l'homme eft capable. Elle conftitue même un sacrifice, en raison des dangers qui l'environnent & dont on peut conjurer l'exiftence par le concours méthodique d'un traitement thermal, dont celui de Vichy nous a préfenté déjà les éléments favorables.

DE LA CONTINENCE

ET DU

TRAITEMENT THERMAL

DE

VICHY

Chez les eccléfiaftiques & les maifons religieufes indiftinctement aftreints à un état de
continence abfolue, il exifte des conditions
différentes dont il importe de tenir compte.
Les uns soumis à une clôture inviolable sont
de plus affervis aux rigueurs du jeûne ou d'un
régime beaucoup plus auftère & plus continu.
Les autres sont pour ainfi dire affranchis,
jufqu'à un certain point, de ces pratiques
religieufes, en ce qui a trait du moins à
l'auftérité permanente du jeûne, ou des macérations phyfiques.

Chez les Chartreux & les Trappiftes, la
rigueur du régime alimentaire eft poufflée si
loin, que l'on n'aura que dans des cas tout-à-
fait exceptionnels, à obferver les accidents dûs
à l'obfervation rigoureufe de la continence.

Ainſi un régime, où se trouve inſcrite l'*abſti-nence perpétuelle, etiam in articulo mortis,* où, un jour de la semaine, l'alimentation se réduit au pain & à l'eau excluſivement : là auſſi, où les légumes préparés au sel & à l'eau, le laitage & le pain conſtituent le régime impoſé aux Trappiſtes, à qui les œufs & le poiſſon sont interdits ; dans de telles cónditions, il eſt clair que l'on doit plus avoir à redouter les affections du tube digeſtif par atonie que l'influence des paſſions, dont la continence peut devenir la cauſe détermi-nante.

Il eſt en effet de notion vulgaire que cet état eſt d'autant pénible à subir que l'alimen-tation eſt plus succulente & plus variée, &, par suite, plus subſtantielle. Mais lorſque le régime se relache de ce rigoriſme auſtère, & que de plus, les conditions de tempérament favoriſent l'imminence des accidents expoſés précédemment, l'on doit aviſer aux moyens d'y remédier par une médication méthodique, qui s'adreſſe à l'enſemble de l'organiſme en-trepris. Cette médication devra par ses élé-ments conſtituants, être la plus apte à prévenir non-seulement les récidives, mais encore à modifier, à la longue, l'organiſation entière & la souſtraire à l'influence des cauſes prédis-poſantes.

Or, ce n'eſt pas sans des raiſons légitimes
que nous pouvons parler ici de l'appropriation
des Eaux de Vichy & de leur influence thérapeutique sur cet état morbide, dont la continence prolongée eſt l'origine ou le principe.
Nous considérons même le traitement thermal
comme un puiſſant modificateur suſceptible
de prévenir les troubles fonctionnels qui menacent d'éclater dans ces conditions. Exiſte-
t-il, en effet, un côté faible dans l'organiſation
de l'individu expoſé aux accidents que nous
avons signalés? C'eſt aſſurément sur ce point
que s'épuiſera de préférence l'acte morbide.
Suppoſons qu'il s'agiſſe des voies digeſtives,
de l'eſtomac entre autres; ce viſcère subira
plus particulièrement l'influence des déſordres
fonctionnels, qui donneront lieu, soit à une
dyſpepſie, soit à un état gaſtralgique, ou bien
encore à une gaſtralgie dyſpeptique.

S'il s'agit de prévenir l'une quelconque de
ces formes inhérentes à l'affection ſtomacale,
on tiendra compte des phénomènes précurseurs, de cet état de tenſion générale & d'éré-
thiſme, annonçant l'imminence de la maladie,
prête à se localiſer dans l'eſtomac. Nous
n'avons à nous occuper ici que des symptômes généraux qui préludent au drame morbide; la queſtion relative à la dyſpepſie ayant

été traitée dans le chapitre précédent, nous voulons donc ici faire allufion à ce sentiment de malaife général, d'anxiété & d'éréthifme qui signale le début des accidents prochains, les troubles imprimés à la circulation comme à la compofition du sang, &, par suite, les congeftions sanguines imminentes, réfultant de l'état dyfcrafique du liquide (on entend par *crafe* du sang ou des humeurs, leur conftitution normale, & par *dyfcrafie*, leur altération).

Le traitement thermal auffi bien que les Eaux minérales de Vichy (tranfportées) ont une prife directe sur ces phénomènes précurseurs qui menaçent l'organifme. La condition effentielle à obferver alors, confifte dans l'adminiftration très-réservée de ces Eaux, qui doivent être prifes à doses réfractées, mais souvent réitérées, afin de placer les organes sous l'influence plus perfiftante de leur action. Ces dofes confifteraient, par exemple, en des quarts de verres, de 60 à 70 grammes au plus, que l'on reitère 5 ou 6 fois, en 24 heures. Ainfi entendu, ce traitement se comportera, tantôt comme agent de révulfion, tantôt comme élément d'équilibre phyfiologique, apte à rétablir le *balancement des forces* dans l'exercice fonctionnel des organes, dont les Eaux de

Vichy tendent, en les activant, à régularifer les fonctions. Ce que nous expofons ainfi se rattache à l'obfervation des faits recueillis sur les malades même traités à Vichy, dans les conditions organiques rappelées plus haut.

La médication qui repofe sur les eaux alcalines jouit d'une action en quelque sorte révulfive et légèrement perturbatrice. On obfervera que les malades expofés aux troubles fonctionnels généraux ci-deffus indiqués voient généralement les fonctions de la peau s'altérer, se déranger très-notablement; or c'eft en rétabliffant le libre exercice de ces fonctions que l'on arrive à amender, à modifier dans un sens favorable l'état général ; c'eft en partie par le tégument externe que l'on parviendra à remédier à ce défaut d'équilibre, de *balancement des forces*, qui conftitue la raifon principale des troubles organiques provenant de la continence abfolue.

Les fonctions de la peau, devenues languissantes ou inertes, préfentent dans ce cas une indication importante à remplir, celle de les relever, de les ramener au ton phyfiologique. Envifagée comme une surface de révulfion, notre enveloppe externe, par sa vafte étendue et la solidarité reconnue qui lie son intégrité à celle des autres fonctions, celles des voies digeftives surtout, préfente un champ d'action important, & cela, en raifon d'une suractivité plus ou moins continue que l'on peut y développer. Les bains minéraux alcalins répondent d'abord à cette première condition : Les éléments minéralifateurs, les sels de soude, de potaffe, de magnéfie, le sulfate de soude et le chlorure de sodium contenus dans ces Eaux, déterminent à la peau une action directe de stimulation et la difpofe à l'absorption, si surtout le maffage intervient pendant le bain & que celui-ci ait été précédé de la douche à percuffion. Ce dernier moyen devient un agent fort utile, en raifon de l'ébranlement qu'il produit, sorte de maffage préalable, qui difpofe la peau à recevoir l'impreffion favorable du bain minéral, lequel doit suivre immédiatement la douche, en ce cas du moins. Que si ces moyens d'action ne suffisaient pas pour ramener, à leur état phyfiologique, les fonctions cutanées parfois très-réfractaires, les bains & douches de vapeur auraient alors un effet plus énergique. La difpofition & l'emménagement de cette partie du régime balnéaire ne laiffe rien à défirer à l'Etabliffement de Vichy. Les appareils utilifés pour l'application sont on ne peut mieux conçus & témoignent du perfectionnement de l'hydraulique, loin d'en accufer l'enfance, ainfi que M. Roubaud l'a fait imprimer à faux, on ne sait trop pourquoi.

Les bains & douches de vapeur qui exiftent à Vichy, avec tous les attributs obligés, peuvent y être adminiftrés soit simples, soit combinés à des aromates, dans le but de remplir certaines indications spéciales. Enfin, & ce que notre honoré confrère semble parfaitement ignorer, les malades ont à leur difpofition la reffource puiffante des *Eaux-Mères,* utilifées pour surminéralifer les bains, dans les cas où la peau a réfifté jufques-là à toute autre influence. Ce moyen énergique peut-être mis en ufage non seulement à Vichy, mais auffi dans le traitement à domicile, en dehors de nos thermes, où il ne jouira pas moins de toute son active efficacité.

Nous avons donc expofé les moyens divers dont on difpose pour remplir cette indication capitale, à laquelle il importe tant de suffir, le *rétabliffement des fonctions de la peau,* dans l'état organique complexe qui conftitue l'affection précédente. Mais les Eaux minérales de Vichy prifes en boiffon viendront surtout en aide au but final que l'on se propose d'attiendre dans cette circonftance.

Mifes en contact direct avec la membrane

muqueufe des voies digeftives (& ici la source
de l'Hôpital témoigne d'une appropriation
précife), ces Eaux y exerceront une action stimulante inévitable qui se subftituera à celle
qui entraîne ce défordre fonctionnel de la maladie. J'ai parlé de la source de l'Hôpital,
comme plus spécialement indiquée dans ce
cas, parce qu'elle eft en effet la moins ftimulante des sources de Vichy, en raifon des matières onctueufes, organiques, des conferves
qu'elle contient : mife en contact avec la muqueufe de l'eftomac, cette Eau aura pour premier effet de neutralifer les acides en excès,
de normalifer les sécrétions exagérées qui s'y
produifent, sous l'influence de l'éréthifme général dont nous avons parlé.

Dans les dyspepfies atoniques, qui paraissent réfulter d'une sécrétion infuffifante du
suc gaftrique (élément effentiel de la digeftion),
les alcalins, comme toutes les eaux alcalines
augmentent cette sécrétion. Les paftilles de
Vichy, on le sait, jouiffent de cette propriété
d'activer la digeftion, lorfqu'elles sont prises
immédiatement après les repas; c'eft là un fait
d'obfervation vulgaire, & qui eft dû à la présence du sel alcalin, le bicarbonate de soude.
Les Eaux de Vichy prifes en boiffon n'exercent pas moins une influence active sur l'in-

teftin, dont elles facilitent les sécrétions alcalines, néceffaires à la digeftion de cette partie
du tube digeftif.

Le caraétère alcalin, inhérent aux sécrétions
inteftinales, eft confirmé par la phyfiologie, &
si, de cette donnée, nous inférons que l'adminiftration interne des Eaux de Vichy peut en
aétiver & régularifer les fonétions sécrétoires,
c'eft que maintes fois nous avons obfervé les
bons effets obtenus des douches afcendantes
internes ou reétales. Celles-ci n'agiffent pas
seulement localement, comme on le croit à
tort, & par la simple percuffion de la colonne
d'eau contre les parois de l'inteftin; il y a, en
dehors de cette aétion toute mécanique, l'influence de l'eau alcaline dont il faut tenir
compte, influence thérapeutique (ces douches
devant être constituées par de l'eau minérale
pure) qui tend évidemment à suppléer à l'in-
suffisance de la sécrétion normale, puis ensuite, à la ramener à l'état physiologique ou
naturel.

Si l'on arrive donc à triompher par les
douches afcendantes de certaines constipa-
tions opiniâtres, c'eft autant en raifon de ce
choc mécanique, que de l'aétion chimique &
médicale de l'eau alcaline, car il faut néceffairement que la muqueufe de l'inteftin ait les

mêmes attributs que celle de l'eftomac, d'être influencée par l'eau minérale, qui en ranime la vitalité & les sécrétions.

Mais si les sécrétions ftomacales & inteftinales sont ainfi favorifées, la sécrétion de la bile, dont l'insuffifance ou l'irrégularité fonctionnelle entraîne la consftipation ou des calculs biliaires, cette fonction, dis-je, toujours perturbée dans l'état morbide qui nous occupe, eft à son tour activée par l'abforption de l'Eau de Vichy. La veine-porte, en effet, ce vaiffeau considérable, qui de l'inteftin aboutit au foie & s'y ramifie, eft bien la voie d'élection des substances minérales introduites dans les voies digeftives. L'eau minérale ingérée dans l'eftomac eft donc abforbée par la veine-porte, paffe par le foie et de là arrive aux reins pour y être éliminée par les voies urinaires; de ce paffage à travers l'économie réfulte une influence modificatrice exercée autant sur la muqueufe digeftive que sur le foie, les reins et la peau, dont les bains, ainfi que nous l'avons vu, viennent heureufement seconder les fonctions éteintes.

Mais un point capital à faire reffortir, & qui eft généralement méconnu, malgré sa haute importance, réfulte de la compofition chimique même des Eaux de Vichy. J'entends

ici faire allufion à la préfence de l'arfenic, médicament qui réfout, à notre avis, les plus
graves solutions, jusqu'ici enténébrées par
des notions plus ou moins contradictoires, en
ce qui a trait au mode d'action des eaux minérales. A Vichy, l'on s'eft contenté longtemps
de l'action chimique pure, invoquée à propos
du traitement thermal & de ses effets; on a
vécu sur ces errements pendant une période
trop longue, pour les malheureuses victimes,
qui ont payé chèrement les exagérations de
cette théorie humorale; le chimisme ne voyant
dans le corps vivant que des effervescences et
des fermentations, toujours prêt à rectifier
l'*âcreté acide* par les alcalis, et réciproque-
ment.

La théorie actuellement admife, quoique
plus rationnelle & moins exclufive, n'en eft
pas moins nébuleufe ou vacillante au fond,
parce que l'on s'entête à ne vouloir pas confidérer tous les éléments du problême; ainfi,
conftamment, on s'obftine à reculer devant le
rôle thérapeutique de l'arfenic, dont chaque
opufcule tient compte de l'exiftence, mais
seulement dans ces deux pages de la fin, con-
sacrées à l'analyfe chimique des Eaux. Or,
dans les explications élevées sur le mode d'action même, par les praticiens jouiffant d'une

certaine notoriété, pas la moindre mention n'eſt conſacrée à la préſence de cet agent si précieux qui enferme en lui-même le secret de l'efficacité inhérente à certaines eaux minérales, celles de Vichy surtout.

Il eſt vraiment inconcevable qu'un des médecins distingués de cette ſtation, tout en se poſant en adverſaire réſolu de la théorie chimique, en devienne encore le champion, sans doute à son inſu, lorſqu'il veut élucider les propriétés thérapeutiques de nos diverſes sources. Si la diſtinction en médecine était toujours le lot inévitable du mérite pur, comment s'identifier à cette théorie écrite que l'on renie dans sa pratique? « Il faut donc suppo- « ser, affirme ce praticien (sur l'influence du « traitement thermal), chez tous ces malades, « quelque condition commune qui s'accomode « à un agent thérapeutique toujours sem- « blable, que l'on peut, il eſt vrai, manier de « bien des manières différentes, mais enfin, « qui n'eſt toujours que du bicarbonate de « soude, plus ou moins accompagné. » De là, aux marécages galéniques du chimisme où l'on a tant pataugé à Vichy, il n'y a qu'un pas, bien vite franchi avec cet excluſivisme, dont le sel de soude eſt ici le motif inattendu.

Nous sommes donc d'une opinion toute

contraire, sachant bien qu'une médication ne
relève pas seulement de tel principe dominant,
qui la conftitue, mais de l'enfemble de ces
principes ; auffi cet agent thérapeutique, toujours le même, dont nous reconnaiffons l'influence active, on aura beau le manier de
mille manières, qu'on obtiendra, en dernière
analyfe, que les effets qui sont inhérents à son
action reconnue, et que, seul, il ne peut en
produire d'autres. Mais c'eft précifément
parce qu'il eft plus ou moins accompagné, que
de cet accompagnement réfulte tant de propriétés diverfes, étrangères au principe dominant, & répondant ainfi à plufieurs indications à la fois.

Dans ces quatre mots : « *plus ou moins ac-*
« *compagné* » notre confrère diftingué a sans
doute sous-entendu la préfence de l'arfénic,
affez importante & grave dans nos Eaux,
pour ne pas être sous-entendue ; car c'eft à
cet agent, à son action dynamique spéciale
sur l'organifme, que ces eaux minérales sont
en partie redevables de leurs propriétés thérapeutiques.

L'analyfe chimique la plus récente confirme
que le principe arfénical, ici l'arféniate de
soude, exifte, dans certaines sources de Vichy,
à la dofe de 3 milligrammes par litre, dofe as-

surément suffifante pour produire (de concert avec l'acide carbonique et le sel de soude) de profondes modifications vitales, dans l'état morbide dont nous nous occupons.

L'influence modificatrice de l'arfenic doit être prife en férieufe confidération, dans cette circonftance, alors qu'il y a lieu de réprimer les troubles apportés à la circulation comme à la compofition du sang, de prévenir, par suite, l'imminence des congeftions sanguines, en s'oppofant à cette viciation du liquide vital dans ses principes conftitutifs. L'agent arféni-cal, méthodiquement prescrit, à doses très-ré-fractées & surtout très-diluées, tel que la na-ture nous l'offre dans ses eaux, ce régulateur du mouvement nutritif n'eft tel, que parce qu'il eft, en quelque sorte, le modérateur du sang, comme celui-ci l'eft à l'égard des nerfs.

J'ai cité déjà sur ce point l'opinion de cer-tains médecins qui font autorité dans la science & dont l'expérience & la longue pra-tique ont affigné à l'arfénic un rôle si impor-tant en médecine. Les expériences que j'ai en-treprifes sur moi-même pendant plufieurs mois, prenant 2, & quelquefois 4 milli-grammes d'arséniate de soude en large di-lution dans l'eau, m'ont convaincu auffi des propriétés thérapeutiques de l'arfenic. Les

obfervations recueillies par le doĉteur Tschudi,
de Vienne, sur les toxicophages, confirment
que dans toute pérégrination sur les mon-
tagnes, ceux-ci difposent d'une petite parcelle
d'arfenic, qu'ils laiffent infenfiblement se fondre
dans la bouche. Les réfultats obtenus de cette
pratique, affez généralifée en Styrie & dans
la Baffe-Autriche, sont d'une surprenante efficacité. Ces paysans s'élèvent avec une légè-
reté remarquable sur les hauteurs qu'ils n'auraient pu gravir qu'avec une extrême difficulté, sans le concours de cet agent dont
l'ufage eft ici fort répandu.

De semblables faits tendent à démontrer
que l'arfenic adminiftré à doses très-minimes
et continues, exerce sur les poumons une action spéciale, énergique, qui sollicite l'hématofe à s'opérer dans des conditions normales.
Par cette fonĉtion si importante dont le poumon eft le siège, l'agent arfénical contribue
sans ceffe à influencer la compofition même
du sang, en rendant à ce liquide vital l'équilibre rompu de ses principes conftituants, en
rétabliffant, en un mot, ses proportions relatives normales. C'eft bien à cette influence
régénératrice de l'arfenic sur le sang qu'il faut
attribuer son aĉtion dynamique favorable, dès
qu'il y a imminence de la ftafe du liquide en

quelque point de l'économie, le cerveau entre autres, ou qu'il exifte quelque défaut d'équilibre dans les principes conftituants de ce liquide. Mais pour arriver à des résultats utiles & durables, il faut encore & surtout avoir égard aux dofes auxquelles on adminiftre le médicament, puis au mode d'emploi, aux prefcriptions impofées au délai pendant lequel l'arfenic eft continué, enfin à la nature du régime alimentaire. Il convient donc de ne pas perdre de vue que cet agent, tiré du règne minéral, ne témoigne de ses propriétés efficaces que lorfqu'il eft absorbé à dofes très-minimes, n'agiffant que d'une manière lente & continue ; c'eft précifément ce que nous obfervons dans les eaux minérales reconnues arfénifères et qui, en raifon de ce caraɕère thérapeutique, doivent être adminiftrées à dofes réfractées mais réitérées, et de plus, continuées assez longtemps pour pénétrer l'organifme & lui imprimer ainfi de profondes modifications vitales. C'eft là enfin la règle de conduite qui doit être obfervée dans l'appropriation des Eaux de Vichy aux diverfes maladies.

Mais fi, d'un côté, nous reconnaiffons à l'arfenic ou à ses sels la propriété de rendre au sang ses proportions relatives normales, en ce qui a trait aux *globules*, à la *fibrine* et

au *sérum* (1), nous devons auſſi faire reſſortir
l'influence active prophylactique ou préſerva-
trice du médicament sur les congeſtions im-

(1) Le sang est un fluide uniforme, qui fournit immédiatement ses matériaux à l'assimilation. Ses principes constituants principaux, reconnus par l'analyse
chimique et microscopique sont le *serum*, qui sert de
véhicule aux autres principes, et dont l'élément principal est l'eau, 905 sur 1,000, la *fibrine* qui contribue
à la formation du caillot, et existe dans la proportion
de 3 sur 1,000 parties. Les *globules rouges* visibles au
microscope, et nageant dans le liquide où on les rencontre dans la proportion de 127 sur 1,000. Ces globules paraissent renfermer l'hématosine, matière colorante du sang, où Berzélius et Raspail ont constaté la
présence du fer. Combinée intimément à la fibrine
dans le caillot, l'hématosine est répandue à la fois dans
toutes les parties du sang, il est très-difficile de l'isoler
dans le précipité.

Le sang humain semble être le plus riche en *globules*,
comparativement à celui des divers animaux observés,
le cheval, le chien, le lapin, la grenouille et l'anguille;
le pigeon seul ferait exception. De plus les globules
du sang sont en plus forte proportion chez l'homme
que chez la femme. Leur nombre est en rapport direct
avec la force de la constitution du sujet. Il diminue
chez les individus à tempérament nerveux très-pro-
noncé. Autre considération importante: les globules du
sang diminuent avec les causes débilitantes, qui affec-
tent l'organisme. L'alimentation insuffisante est du
nombre de celles-ci, aussi bien que le jeûne prolongé,
les rigueurs d'un régime trop longtemps imposé, les
hémorragies, et les affections organiques en général.
MM. Andral et Gavarret citent un cas de cancer utérin
avec hémorragies fréquentes où le sang avait perdu
en grande partie ses globules, qui étaient descendus
au chiffre de 21 sur mille. On observe également que
la proportion d'eau augmente dans le sang, en raison
directe de la diminution des globules.

minentes dont nous avons parlé : dans cet
état de surexcitation fonctionnelle qui atteint
l'organisme, sous l'empire de la continence
absolue, le sang, avons-nous dit, se modifie
dans sa compofition chimique, il n'a plus
alors la crafe normale ; l'hématofe en éprouve
une suractivité manifefte, et des congeftions
sanguines peuvent en réfulter, surtout vers le
cerveau. En raifon de leur fréquence chez les
sujets sanguins ou nerveux, ce sont celles-là
qui sont les plus à redouter. Tantôt se produifant sous la forme de fimples *raptus*, elles
éveillent peu l'attention ; tantôt elles frappent
comme la foudre, après avoir préludé par ces
symptômes précurfeurs, dont le *raptus* est
l'expreffion morbide. D'ailleurs l'épanchement sanguin, ou l'hémorragie dans la subs-
tance même du cerveau est de beaucoup la
plus commune.

On se fait de très-fauffes idées sur cette re-
doutable maladie, toujours méconnue par les
gens du monde, dans ses caufes prédifpo-
santes. Obferve-t-on un sujet doué d'un embonpoint très-développé, et de formes extérieures fimulant celles d'un athlète? on le
considère comme plus expofé à l'hémorragie
cérébrale, que tout autre ayant les attributs
contraires. Il n'en est rien, & l'un & l'autre

peuvent être également frappés ou prédisposés à l'affection. La pléthore peut, en effet, ne pas exister plus chez le premier que chez le second; celle-ci se produit seulement à la surface, c'eft-à-dire dans le fyftème des vaisseaux capillaires, chez l'individu obèfe, aux formes exagérées, & qui ne poffède ainfi que les apparences du tempérament sanguin; tandis que le second, malgré son état de maigreur, peut-être beaucoup plus sanguin & plus expofé aux congeftions actives. En un mot, l'obéfité eft loin d'accufer toujours, il s'en faut, l'état pléthorique & par suite la tendance à l'apoplexie, qui parfois, & même trop souvent menace, sans qu'on s'en doute, les individus à formes grèles ou amaigries.

D'un autre côté, la congeftion cérébrale ne réfulte pas conftamment de la surabondance de tous les principes conftituants du sang; mais très-souvent d'un défaut d'équilibre dans ces principes, de l'excès de l'un sur l'autre. Lorfqu'il exifte chez un individu, par exemple, un sang trop riche en fibrine, relativement aux globules & au sérum, il eft expofé aux épanchements sanguins du cerveau, autant à redouter chez lui, que lorsqu'il s'agit d'un individu ayant tous les caractères de la phéthore sanguine; car le sang trop

riche en fibrine devient ainfi trop plaftique,
plus coagulable ; par suite, un *coagulùm*, ce
que l'on appelle, en médecine, *embolie*, peut
se produire dans le cerveau, sur le trajet d'une
artère ou d'une veine ; de là, un obftacle à la
circulation de l'organe, & bientôt une accumulation du liquide & son épanchement au-
delà de l'obftacle ; c'est l'apoplexie sanguine
& ses dangers ; alors que la prédominance du
férum, ainfi qu'on l'obferve chez les vieil-
lards, peut engendrer à son tour *l'apoplexie
séreufe*, celle-ci résultant de la diminution de
la fibrine & des globulés rouges, ou de ces
derniers seulement. Apoplexie pléthorique ou
sanguine, apoplexie fibrineuse, apoplexie séreufe, ces divers états pathologiques graves
atteftent ou une viciation des principes conftitutifs du sang, ou leur défaut d'équilibre.

Or, les expériences entreprifes sur l'arfenic appliqué à la médecine humaine par les
praticiens les plus recommandables, confirment que ce médicament agit sur le sang, en
le rendant moins plastique, c'est-à-dire en lui
enlevant son excès de fibrine, et tend ainfi à
rétablir l'équilibre détruit entre la partie coagulable & le sérum. Les docteurs Maffart &
Lamarre-Piquot, de Honfleur, le docteur
Vahu, qui pendant dix années consécutives a

expérimenté l'arfenic sur lui-même & ses malades, le profeffeur Schmidt & tant d'autres observateurs distingués, s'accordent à reconnaître à l'agent arsénical cette propriété régulatrice sur la compofition du sang, qu'il n'eft plus, aujourd'hui, permis de révoquer en doute.

Mais les affertions des médecins allemands, Schmidt & Bretschneider, préfenteraient peut-être quelque contradiction, en ce qui a trait au ralentiffement imprimé à l'exhalation de l'acide carbonique et à l'excrétion de l'urée, ce principe qui exifte à l'état normal et primitivement dans le sang, puis enfuite dans l'urine, où le rein l'a éliminé du sang lui même. Suivant leurs obfervations, les pertes que subiffent ces deux éléments : l'*acide carbonique* & l'*urée*, dans l'état normal, seraient diminuées de 20 à 40 o/o. Or, ces faits ont befoin d'être confirmés par de nouvelles expériences, tout en reconnaiffant qu'ils confacrent implicitement l'action reconftituante de l'arfenic, par une réserve plus grande obtenue dans la dépenfe de ces produits.

Des documents précédents, nous pouvons donc conclure à l'influence physiologique favorable exercée sur l'hématofe, les organes refpiratoires & la compofition du sang par la

médication arfénicale, telle que nous la for-
mulons dans nos officines. Elle tend à devenir
le principe en quelque sorte de l'action régénératrice du sang, de la pondération précise
qui doit préfider à l'exiftence normale de
chaque élément conftitutif du liquide vital.
Mais elle doit être maniée avec une sage réserve, une attentive surveillance & une pofo-
logie particulière, spéciale, minutieufe; à ces
conditions seules, elle produira des effets salutaires & durables, dans les affections même
les plus graves, les épanchements sanguins
vers le cerveau, les congeftions imminentes,
par exemple, qui dépendent ou d'un excès de
fibrine, ou d'un excès de sérum, ou de la prédominance de l'un des éléments du sang.

Ce que nous établiffons à ce sujet est confirmé par l'expérience journalière que subissent les payfans de la Basse-Autriche, du Tyrol & de la Styrie, auxquels on a donné, à
juste titre, l'épithète de *mangeurs d'arfenic
(arsenikbauer).* On sait de quelles formes vi-
goureuses et développées sont doués ces montagnards, en général, et quelle santé floriffante
ils poffèdent; ils se soumettent donc à l'ufage
de l'arfenic avec tous les attributs qui caractérifent l'état normal chez l'homme bien cons-
titué. Nos affertions ne sont pas moins con-

firmées par cet uſage adopté généralement par les macquignons et palefreniers des grandes maisons à Vienne & les régions circonvoisines : ils donnent à boire à leurs chevaux de l'eau renfermant une certaine proportion d'arſenic (ou de sulfure d'antimoine natif), & cela, non-seulement pour leur rendre un embonpoint perdu, mais bien pour entretenir & conſerver cette rondeur dans les formes, une ardeur plus soutenue & l'éclat de leur poil.

Cette pratique, dis-je, s'exerce sur des animaux bien portants déjà, et parmi les montagnards, sur des hommes également doués de tous les attributs de la santé. On a donc tort de croire, avec M. le docteur Gilette, médecin des hôpitaux de Paris, que l'agent arſénical ne doit pas être adminiſtré aux perſonnes ayant les caractères du tempérament sanguin ou nerveux, ou dont le sang a sa compoſition normale ou trop riche en principes conſtituants. Les montagnards, généralement sanguins ou nerveux, sont une preuve de ce que j'avance, alors que, ce qui se passe chez les chevaux, en Autriche comme en Angleterre, n'en témoigne pas moins. Ces faits incontestables prouvent évidemment que le concours de l'arſenic, appliqué à la médecine humaine, trouve tout au moins son indication partout où il exiſte soit une altération des principes conſtitutifs du sang, soit un manque d'équilibre entre ses principes.

Mais cette médication arſénicale, qui exige une grande habileté dans son emploi, se trouve reproduite dans certaines eaux minérales, celles de Vichy, entre autres, où la nature nous ménage le médicament avec cette même réserve, cette sage prévoyance qui éloigne tout danger, dès qu'on se renferme dans des bornes justes et convenables. Ces eaux, avons-nous dit, renferment 3 milligrammes d'arſenic par litre d'eau; or, il est fort rare que l'on ait à dépaſſer cette doſe, en vingt-quatre heures; par suite, on retire de cet agent tous ses heureux effets, sans jamais atteindre l'intoxication; et cela, avec une toute autre sécurité & une efficacité bien plus intime, que celle réſultant de la médication même préparée dans nos officines. L'une eſt bornée, répond à une seule & unique indication; l'autre, préparée par la nature, est complexe, étendue, & s'adapte à pluſieurs indications à la fois. On peut donc se convaincre de l'importance qui revient à la médication thermo-minérale, dès qu'on l'oppoſe aux déſordres fonctionnels, dont la continence abſolue eſt trop souvent le principe chez certains sujets;

état organique grave, en raifon même de l'imminence des dangers qui peut en réfulter, vers les organes de la vie nutritive & de relation.

Il nous refte maintenant à examiner le mode d'action & l'influence des Eaux minérales de Vichy, dans l'affection généralisée dont nous avons expofé les principaux traits.

Nous avons signalé, au début de ce chapitre, la période initiale qui ouvre le drame morbide, caractérisée par une perturbation fonctionnelle de l'enfemble organique, qui affecte à la longue certains organes; puis les troubles imprimés à la circulation, comme à la compofition du sang lui-même, et aux fonctions de la peau, dont la solidarité avec celles des fonctions digeftives est si importante. Le caractère de cet état pathologique eft donc primitivement général, & c'eft là, selon nous, ce qui conftitue l'indication, ou, si l'on veut, l'appropriation des eaux minérales, sauf les cas particuliers de contre-indications.

Les Eaux de Vichy, dont nous nous occupons ici, auffi bien que leurs analogues, témoignent de leur opportunité, moins en raison de la nature d'une affection spéciale, que des conditions générales de l'organifme malade. L'expérience nous confirme que leur applica-

tion eft généralement indiquée, dès qu'il s'agit
de remédier à un défaut d'équilibre fonctionnel, à la perturbation opérée dans cet état,
que M. Geoffroy-Saint-Hilaire appelle le *balancement des forces*. Or, le génie, pour ainsi
dire, suivant lequel procèdent les Eaux de
Vichy, en particulier, pour atteindre la guérison, eft de s'adreffer d'abord à l'enfemble de
l'organifme, de modifier primitivement les
fonctions générales dans un sens favorable à
la cure radicale; mais l'organe malade lui-
même ne se modifie que confécutivement, et
parfois à une époque plus ou moins éloignée
de l'expiration du traitement : action générale d'abord, action locale enfuite; tel eft, en
deux mots, le mode d'action du traitement
thermal et ce que la pratique des Eaux nous
offre conftamment.

Cette marche invariable, qui ne présente
d'ailleurs aucune exception, est certes l'argument le plus flagrant à oppofer aux partifans
de la méthode chimique, qui a produit tant
d'enthoufiafme à Vichy, & dont le but final
était l'alcalifation des humeurs, oppofée à la
prédominance des acides. Depuis, une observation plus attentive nous a conduit à reconnaître, avec Bordeu, qu'il eft souvent moins
utile de s'occuper de l'état local ou de l'organe

malade, que des autres *sécrétoires qui sont restés oisifs*. « Aussi n'est-il pas étonnant, dit « ce grand praticien, de voir des récidives et « des suites fâcheuſes, quand on ne s'attache « qu'à des remèdes locaux qui n'opèrent pas « sur toute la machine. »

Or, l'indication urgente à remplir dans le cas particulier, c'est d'abord de s'oppoſer à cette perturbation fonctionnelle de l'enſemble, qui entraîne après elle l'imminence des léſions locales, & d'agir enſuite, autant que poſſible, dès le début, afin de prévenir celles-ci. Ces léſions fonctionnelles se produiſent primitivement, avons-nous dit, vers les voies digeſtives, le gros inteſtin notamment, avec symptômes diarrhéiques avant de se localiſer vers les conduits séminifères & les teſticules. Modifier les symptômes généraux ici fort complexes, c'eſt donc prévenir de graves accidents conſécutifs, & les Eaux de Vichy administrées *intus* & *extra*, nous offrent de précieuſes reſſources qu'il importe de faire reſſortir.

Prises en boisson, on devra procéder d'abord avec une exceſſive réſerve, commandée en quelque sorte par cet état d'éréthisme qui entreprend tout l'organiſme. Sous ce rapport, l'eau de la *Source de l'Hôpital* semble la mieux indiquée. La doſe sera, au début, de trois & quatre demi-verres au plus, en vingt-quatre heures, pour arriver plus tard à cinq & six verres de 120 grammes, environ, sans jamais excéder cette doſe.

Il ne faut pas, en effet, que l'antagoniſme dépaſſe les bornes d'une ſubſtitution thérapeutique, autrement l'excitation produite par les eaux l'emportera sur celle qu'éprouve le ſujet, & des accidents sérieux pourraient en réſulter. Il faut donc s'attacher à répondre à cette grave exigence et surveiller attentivement surtout au début, la médication qui agit ici en déterminant une réaction ſubſtitutive.

A d'autres égards, l'évolution ou la marche des symptômes du côté de la circulation ne laisse pas de doute sur les modifications survenues dans la compoſition du sang, cette *chair coulante*, devenue, par son altération le point de départ des accidents; or l'eau minérale tend inceſſamment, en raiſon de ses propriétés chimiques, à modifier ce liquide, mais cette action ne dépend pas seulement, ainſi qu'on l'a cru, du principe alcalin dominant, mais encore auſſi du principe arsénical, jusqu'ici méconnu & dont la proportion, avons-nous dit, oscille de 2 à 3 milligrammes par litre, dans nos diverſes sources. Lors donc que M. Petit, l'ancien inſpecteur de Vichy, aſſurait que l'effet *eſſentiel de ces eaux était de rendre le sang plus liquide* et de neutra-liſer les acides, il n'avait pas abſolument tort, ainſi qu'on l'a prétendu. Le sang devient ef-feɕtivement plus liquide, c'eſt-à-dire plus sus-ceptible de cɩrculer, parce qu'il devient moins plaſtique, en perdant son excès de fibrine.

Mais à ce but ne concourt pas seulement le bicarbonate de soude, ainſi que le croyait le doɕteur Petit; l'arſéniate de soude intervient également & avec autant, ſinon plus d'effica-cité. Le premier peut diluer la *crase* du sang, le dernier répare les pertes que le liquide a pu subir, en régulariſant l'hématoſe, & par suite, les proportions relatives normales des glo-bules, de la fibrine & du sérum. L'arſenic di-minuant l'excès de fibrine, que l'on obſerve, suivant MM. Andral et Gavarret, dans toute maladie ayant produit de profonds déſordres dans l'organiſme, contribue en effet à rendre le sang plus liquide.

Les eaux minérales alcalines arſénifères jouiſſent donc de cette propriété de prévenir l'imminence des congeſtions cérébrales, même chez les sujets prédiſpoſés à l'apoplexie par le fait d'un tempérament sanguin prédominant; ce qui ne peut s'expliquer que par l'influence direɕte de l'arſenic sur les éléments conſtituants du sang, qu'il tend à rétablir dans leurs proportions normales.

Chez les malades dont l'organisme eft profondément débilité, le sang, à son tour, a une tendance manifefte à la coagulation spontanée, fait démontré par les hématologiftes Andral & Gavarret, qui attribuent ce phénomène à la prédominance de la fibrine et du sérum sur les globules rouges. Cette coagulation, source des plus graves défordres, réfulte donc de la fibrine en excès ou de l'élément fibrinogène, fufceptible de donner lieu à une *embolie*, ou *coagulum* artériel; elle peut évidemment opérer la ftafe du sang dans quelque point du cerveau & y produire un épanchement sanguin, d'où réfultera la paralysie de tout un côté du corps et même la mort.

L'apoplexie peut donc survenir auffi bien chez les sujets à conftitution pléthorique que chez les malades dont le sang a subi une altération profonde. On invoquera, chez les uns, la trop grande richeffe du sang, & chez les autres, l'exiftence d'une *embolie* unique ou multiple, produite dans la subftance même du cerveau ou ses membranes d'enveloppe.

Dans l'un comme dans l'autre cas, les Eaux de Vichy, étant arfénicales, rendront d'inconteftables services, surtout à titre de médication préventive. Mais en considération des causes différentes, entraînant les mêmes effets, le mode d'administration sera subordonné à la nature même de la cause. Là où le sang est trop riche, on usera d'une prudence rigoureuse dans l'emploi des Eaux minérales, qui seront mitigées par un mélange quelconque de sirop ou d'infusion légère, & toujours une surveillance attentive sur les effets produits.

Mais on pourra se relâcher un peu de cette rigueur chez les malades dont le sang est notablement appauvri, où l'élément fibrinogène l'emporte sur les autres. Avec la source de l'Hôpital, que nous avons indiquée plus haut, les sources ferrugineuses présenteront sans doute des conditions plus immédiatement efficaces. Les sources de Mesdames, & la nouvelle des Célestins seront, dans ce cas, mieux appropriées à l'élément morbide, & nous savons en outre qu'elles sont précisément celles qui renferment le plus d'arsenic. L'on répondra donc, avec le concours utile de l'une ou l'autre de ces sources, à cette indication urgente à remplir & qui a trait à l'imminence des congestions sanguines, inhérentes à l'affection qui nous occupe. Mais on ne doit point oublier que les Eaux de Vichy, pour être efficaces, doivent être prises à doses

faibles, & par suite, continuées affez longtemps, en raifon de la préfence de l'arfenic,
qui n'agit dans un sens favorable qu'avec de
telles reftrictions dans son emploi habituel.
On en fufpendra l'adminiftration, s'il survenait quelques phénomènes d'excitation trop
vive, ayant quelque rapport avec ce que l'on
a juftement appelé *fièvre thermale;* cet état,
qui dans bien des cas n'entraîne aucune
contre-indication du traitement, doit être ici
d'autant plus surveillé, qu'il exifte déjà une
sorte d'éréthilme organique, mais beaucoup
plus lié aux troubles fonctionnels eux-mêmes
qu'à l'état pléthorique : de la courbature, de
l'infomnie, un peu d'agitation du pouls,
d'inappétence, & de céphalalgie, ce sont là les
symptômes ordinaires qui caractérifent cette
fièvre thermale; son apparition entraînera
donc la ceflation momentanée du traitement,
avec plus de ponctualité peut-être que dans
toute autre circonftance; mais on infiftera de
nouveau, dès que l'état général se sera favorablement modifié, ce qui ne tarde pas à se produire.

Nous avons vérifié maintes fois, & l'expérience en eft acquife aujourd'hui, que les individus pléthoriques offrant des troubles fonctionnels du côté des voies digeftives, éprouvent

d'excellents effets du traitement thermal de Vichy. L'action spécifique des alcalins & de l'arféniate de soude sur la compofition du sang ne tarde pas à rétablir l'équilibre physiologique dans les principes conftituants du liquide; mais comme la pléthore sanguine prédifpofe aux congeftions actives, l'emploi de l'eau minérale, *intus* & *extra*, requiert ici une surveillance plus intime &, sans doute, un mode d'adminiftration expreffément approprié à l'état général du sujet.

Ne voyons-nous pas, chaque année, des goutteux avec toutes les manifeftations extérieures de l'état pléthorique, retirer de cette médication de salutaires effets, des modifications certes, fort appréciables; & s'ils sont prudents, attentifs, ils éludent à merveille tous les prétendus inconvénients gratuitement invoqués sur ce sujet? De ce nombre sont les congeftions & les hémorragies actives qui menacent en effet les buveurs imprudents & réfultent de l'action dynamique des Eaux. Mais on peut dominer celle-ci par une obfervation continue des effets produits & la diriger dans le sens le plus favorable à la guérison.

Si l'on a parlé si haut des dangers inhérents à l'ufage des eaux minérales alcalines, dans certaines conditions organiques, la pléthore par exemple, c'eft qu'on a jufqu'ici méconnu la compofition chimique de ces eaux, ou que l'on a fait allufion aux abus du traitement; l'on n'a vu & obfervé que l'une des faces de la queftion, l'influence excitante de certains principes, le sel de soude & l'acide carbonique, entre autres. Mais au sel de soude se trouve uni dans ces mêmes eaux le sel arfénical, qui exerce, à son tour, une action fpécifique sur la fibrine & les divers éléments du sang, de telle sorte que ce liquide devient à la longue moins plaftique, & qu'il subit, en dernière analyfe, une véritable défibrination, en tant que la fibrine exifte en excès.

L'alcalifation de l'organifme eft donc loin d'être la condition effentielle du traitement de Vichy, & sans méconnaître celle-ci, il faut encore & surtout, compter avec l'action reconstituante & indirectement tonique de l'arfenic, ce que l'on a jusqu'ici étrangement négligé, sans qu'on puiffe s'en rendre compte. Il n'eft donc pas étonnant qu'on ait fait planer sur le mode d'action des eaux certains myftères insolubles, lorfque l'on éliminait, d'une si étrange façon, l'un des éléments importants du problème.

Dans le cas donc où il exifterait quelque

difpofition à la pléthore, & par suite, aux
congeftions actives, il ne faudrait pas en induire à une contre-indication des eaux minérales de Vichy, mais à un mode d'adminiftration thérapeutique plus spécialement approprié à l'état général. Prifes à l'intérieur, les
Eaux devront être en général coupées, mitigées par d'autres liquides ou solutions
aqueuses, renfermant parfois une dofe très-
minime du principe arfénical lui-même, suivant les indications attentivement obfervées.

Nous infiftons encore ici sur les bons effets
obtenus de l'emploi de l'eau minérale, source
de l'Hôpital, surtout au début, sauf à recourir plus tard à des sources plus actives,
comme celles de Mesdames, ou des Célestins; que si nous avons mentionné l'utile
intervention d'une solution arfénicale très-di-
luée, pour couper par 1/3 ou par 1/4, l'eau
minérale indiquée, c'eft que nous avons pu en
conftater l'efficacité, lorsqu'il s'agiffait surtout
de la Source de l'Hôpital, qui eft, comme on
le sait, l'une des moins arfénicales de Vichy.
On peut donc la confidérer, dans l'affection
qui nous occupe, comme la préface, qu'on
me paffe le mot, le préambule du traitement
thermal, & cela, en raifon de l'action dynamique moins énergique qui caractérife cette
source.

En réfumé, l'adminiftration interne des Eaux conftitue, dans la pléthore, comme dans les cachexies diverfes, une médication *fluidifiante, anti-plaftique*, fort utile, ainfi que nous l'obfervons chaque année chez les goutteux, qui témoignent d'une tolérance remarquable pour les Eaux de Vichy; chez ces derniers domine, en général, une prédifpofition à l'état pléthorique; le sang, dont la *crase* s'eft en quelque sorte épaiffie, peut donc subir sans inconvénient, au contraire, une action fluidifiante, une sorte de *défibrination;* ce qui réfulte alors des eaux alcalines arfénifères, c'eft cet équilibre phyfiologique qui se produit dans les proportions des principes conftituants du sang, la *fibrine*, le *sérum* & les globules; c'eft bien là le sujet capital à envifager, la réfultante du traitement thermal qui doit aider plus tard à la guérifon.

De même dans les Cachexies, où l'organifme a subi une altération profonde, il y a augmentation de la fibrine, & non *défibrination*, comme le confirme la lettre de M. Durand-Fardel, dans ses appréciations sur *Les Eaux de Vichy* (page 203), & qui méconnaît ainfi les plus saines données de l'observation expérimentale.

Chez les malades très-affaiblis, cachectiques, la fibrine eft en excès, comme elle. l'est plus ou moins, dans cet état d'éréthifme organique que nous avons décrit, & traînant à sa suite une perturbation fonctionnelle générale; là encore il importe d'équilibrer les éléments conftitutifs du sang, indication précife à laquelle répondent les Eaux minérales arféni-fères de Vichy; mais en ramenant la fibrine à sa proportion normale, ces eaux alcalines activent la circulation & l'hématofe, rendent le sang plus fluide, elles sont loin de l'altérer pour autant. On obferve au contraire que sous leur influence, les globules rouges notablement diminuées, tendent à augmenter & reprendre leur chiffre normal; c'eft donc là ce qui explique, dans les eaux minérales arfénicales, leurs propriétés reconftituantes chez les cachectiques qui viennent à Vichy & qui en éprouvent des modifications si éminemment favorables. Dans l'un & l'autre cas, l'action fluidifiante, anti-plaftique de ces Eaux eft à rechercher, & ce n'eft pas sans des raifons sé-rieufes que l'on eft en droit de l'invoquer, pré-cifément en raifon de la préfence de l'arfenic, reftée jufqu'à ce jour à peu près méconnue. Sous ce point de vue, auffi rigoureux que vrai, le médecin qui prefcrit à son malade la médication hydro-thermale alcaline ne doit pas méconnaître que les Eaux de Vichy, comme eaux arféniferes, deviennent entre ses mains *une arme à deux tranchants*. Il doit avoir égard non-seulement à leur *action chimique*, mais encore à leur *action dynamique*, l'arfénic étant une subftance *dynamide* spéciale. Nous devions infifter sur ces confidérations, en ce sens qu'elles signalent l'horizon réel & nouveau sous lequel on doit envifager les propriétés thérapeutiques des Eaux de Vichy prifes en boiffon. Il nous refte à apprécier l'efficacité de leur adminiftration externe dans le cas particulier dont nous nous occupons.

Dans nos développements relatifs aux effets physiologiques de la continence, nous avons conftaté dans ce *confenfus* morbide, l'inaptitude de la peau à fonctionner ; des prurits incommodes, une chaleur infolite, de l'aridité se font reffentir sur sa vafte surface. Nous avons également confirmé, ces douleurs siégeant dans les aînes, le cordon spermatique & les tefticules, dont l'inflammation conféutive peut survenir ; tous ces phénomènes sont déjà modifiés sous l'influence des Eaux prises intérieurement ; mais la médication interne doit être secondée dans ses effets par l'emploi des bains & des douches, qui en sont le complément. Réveiller ici l'atonie des fonctions de la peau, dont l'altération eft la source de tant de troubles du côté des voies digeftives, eft d'une importance qu'on ne saurait méconnaître. Les bains minéraux alcalins exercent sur le tégument externe une ftimulation d'autant plus active que le sel de soude y exifte en plus grande proportion; cet effet peut aller jufqu'à l'action irritante congeftive & produire ainfi une révulfion favorable qui s'opère suivant le degré de minéralifation, dans le sens du bien-être général.

A la ftimulation directe produite par l'action topique de l'eau alcaline, il faut ajouter l'influence de l'abforption, par la peau, de certains éléments en solution dans le bain, pour peu que le mouvement ou le massage s'opère pendant l'immerfion. Cette dernière condition paraît être néceffaire pour s'opposer à l'obstacle qu'oppofe à l'abforption la ftructure anatomique de l'épiderme. Quand à la sécrétion sébacée que produit l'enveloppe épidermique, & que l'on a auffi confidérée comme s'opposant au pouvoir abforbant, la nature même des principes de l'eau minérale la supprime, pour ainfi dire, l'élément alcalin formant avec le corps gras qui protége l'épiderme, une sorte de savonule qui en atténue de beaucoup l'imperméabilité. Nous savons d'ailleurs toutes les difcuffions qui se sont élevées sur ce grave sujet, *l'abforption cutanée dans le bain*. Bien qu'elle semble avoir été réfolue jufqu'ici par la négative, les expériences que nous avons entreprifes fur nous-même, à l'Etabliffement thermal, nous invitent à des réferves, très-motivées, au moins en ce qui a trait à la nature de l'eau minérale, faifant allufion ici à l'élément alcalin prédominant, dont on fait l'action diffolvante fur les corps gras.

A ces deux effets, dont l'un réfulte de la ftimulation, l'autre, de l'abforption plus ou moins active; il faut avoir égard auffi à l'action électro-dynamique qui se produit dans le bain, & qui donne lieu à ce courant électrique partant du corps de l'homme, pour aller à l'eau du bain. Ce fait a été démontré par M. Scoutetten, dont nous avons invoqué déjà la théorie. Dès que la peau eft en contact avec une eau minérale, des actions chimiques ont lieu, d'où réfulte des compofés nouveaux qui font la caufe d'un dégagement d'électricité, dont le courant eft plus ou moins intenfe, suivant la compofition chimique de cette eau.

Ce phénomène, qui caractérife l'état dynamique des eaux minérales, nous rend compte,

7

non-seulement de cet effet conſécutif, signalé sous le nom de *fièvre thermale*, mais il nous explique auſſi comment nous pouvons supporter, pluſieurs jours de suite, l'uſage des bains minéraux naturels. Il n'en eſt plus de même avec les eaux de rivière, qui, priſes sous forme de bains chauds, déterminent, au bout d'un temps très-court, une laſſitude générale que chacun a pu apprécier, & une atonie manifeſte du ſyſtème musculaire; c'eſt qu'en effet, comme l'a conſtaté M. Scoutetten, les eaux minérales sont à l'*état dynamique*, tandis que les eaux de rivières, toutes celles qui coulent à la surface de la terre & dans lesquelles les réaƈtions sont éteintes, sont des liquides à l'*état ſtatique*. Cette conſidération importante & féconde tend à nous prouver encore, par une explication toute rationnelle, ce bien-être général si manifeſte qu'éprouvent les malades après les bains minéraux, longtemps ou non prolongés; & cela, avant d'apprécier une amélioration du côté de l'organe affeƈté, avant d'avoir pu reprendre leur régime habituel.

A tous ces points de vue, il eſt facile de comprendre ici toute l'efficacité qui réſultera de l'emploi des bains, oppoſés aux fonƈtions inaƈtives de la peau, dans cet état morbide

dont la continence abfolue eft le point de départ. Que l'on envifage la médication externe
des Eaux, soit comme agent efficace de révulsion, soit comme moyen plus ou moins actif
de perméabilité, soit enfin comme origine de
courants électriques; elle eft le complément
direct indifpenfable du traitement interne; &
son importance thérapeutique se rattache à la
solidarité qui lie la vafte surface du tégument
à l'enfemble des autres organes. L'intégrité
des fonctions de l'une entraîne celle des fonctions de l'organifme lui-même.

On faifit alors toute l'importance qu'il y a
à ranimer, sous l'influence des bains minéraux, la vitalité de la peau, cette vafte surface
de révulfion, qui offre à la médecine thermale
un si large champ d'action.

Mais, malgré toute l'énergie du traitement
externe, les fonctions cutanées réfiftent parfois
à cette influence; c'eft alors le cas de recourir
à l'emploi des Eaux-mères de Vichy, dont
nous avons expofé déjà les attributs; mélan-
gées à la dofe d'un & succeffivement deux
& cinq litres, voire même plus, s'il y a lieu,
au bain d'eau minérale ordinaire; celle-ci ne
tarde pas à prendre une coloration blanchâtre,
réfultat du contact ou de la réaction produite
par l'acide carbonique de l'eau minérale sur

la chaux & ses sels, que renferment les Eaux-
mères en abondance. Ainfi surminéralifés, les
bains deviennent un agent plus puiffant, &
de leur suraĉtivité dépend le plus souvent, en
ce cas du moins, leur efficacité. Celle-ci se
manifeſtera plus encore si, à l'emploi des
bains s'ajoute le concours utile des douches
externes & internes, dès que l'indication s'en
fait sentir. La douche simple, à percuffion, dirigée sur quelque région du corps, la colonne
vertébrale ou les extrémités inférieures, y provoque un ébranlement qui favorife l'abſorption
cutanée, lorſque l'immerfion a lieu immédiatement après; c'eſt encore un moyen de ſti-
mulation fort utile, qui tend à imprimer à la
circulation générale une impulfion plus physiologique ou normale, ce qui eſt d'une importance relative réelle pour prévenir les dangers imminents, les accidents locaux dont nous
avons parlé précédemment.

Mais un moyen dont le concours peut
rendre de très-utiles services eſt la douche ascendante pénétrant dans l'inteſtin. Parmi les
déſordres fonĉtionnels qu'entraîne la continence, nous avons noté avec le mouvement
diarrhéique, qui s'opère chez certains individus, l'engorgement du teſticule & des véſicules séminales. A l'aide de la douche ascen-

dante, l'on arrive à modifier sensiblement ces troubles locaux, & par l'action directe de la douche sur l'inteftin, & par l'effet adjuvant que l'on obtient sur les annexes de la veffie & de la proftate. Un tel moyen eft subordonné à l'état de sufceptibilité plus ou moins vive du tube inteftinal.

Utilifées parfois dans le but de combattre la conftipation, comme évacuant simple, les douches afcendantes sont auffi précieufes comme agent de tonicité sur la muqueufe de l'inteftin; dans tous les cas, où il y a atonie générale de cet organe, défaut d'énergie contractile de tout le tube digeftif, ces douches internes sont en général bien indiquées.

Or, l'affection qui nous occupe préfente assez fréquemment, dans son évolution, un flux diarrhéique, qui, parfois périodique, entraîne à la longue une sorte de dyfpepfie inteftinale; d'abord phénomène d'irritation générale, les douches ne peuvent au début lui être appropriées; mais plus tard, alors que l'atonie se prononce, ce dernier moyen offre des ressources fort utiles.

La percuffion de la colonne d'eau contre les parois de l'inteftin ranimant la vitalité de l'organe, & en régularifant les sécrétions, on comprend tout le parti à tirer d'un tel agent.

D'un autre côté, le flux diarrhéique dépend
très-souvent à son tour de l'excès d'acidité
des sécrétions ; or, la phyſiologie expérimentale nous démontre que conſtamment la réaction de l'inteſtin est *acide* chez les carnivores
& alcaline chez les herbivores. Il en réſulte
que, chez l'homme, la sécrétion inteſtinale
normalement acide préſente parfois un excès
d'acidité pouvant donner lieu au flux indiqué,
& dont l'introduction de l'eau alcaline peut
fort utilement atténuer les effets, par une véritable action chimique qu'on ne saurait méconnaître ; d'ailleurs les alcalins ne sont pas
moins utiles à la digeſtion de l'intestin qu'à
celle de l'eſtomac, ne serait-ce qu'en raiſon de
ce fait reconnu, de réveiller les secrétions
acides indiſpenſables, comme le fait a lieu
pour la digeſtion ſtomacale, & d'en neutrali-
ser l'excès d'acidité, lorſqu'il exiſte. Nous savons en effet que les alcalins adminiſtrés à
faible doſe activent la sécrétion du suc gastrique, indiſpenſable à la digeſtion des viandes
& de tous les aliments azotés, lorſque les
acides réduiſent cette sécrétion ou la suppri-
ment.

Mais indépendamment de l'action directe
produite par la douche aſcendante, il en eſt
une autre indirecte, non moins bien indiquée

dans l'état morbide dont nous nous occupons,
je veux parler de celle qui s'exerce sur les organes génito-urinaires, action fondante & ré-
solutive, qui se produit à diftance & dont on
faifit en ce cas l'heureufe application ; le tefticule eft en effet menacé d'engorgement, qui
déjà eft effectif pour les véficules séminales,
les conduits déférents & la proftate. Or, on
sait depuis trop longtemps pour qu'il soit néceffaire d'y infifter ici, que les Eaux de Vichy
se diftinguent entre toutes par leur spécialité
d'action sur les engorgements abdominaux :
action *excitante* au début, suivie bientôt d'une
phafe nouvelle, action secondaire *fondante* &
réfolutive, qui devient ultérieurement *tonique*. La douche afcendante interne trouvera
donc en ce cas son application rationnelle,
soit pour tonifier tout le tube inteftinal, soit
pour prévenir ou modifier dans un sens favorable les accidents dont les organes génitaux
urinaires peuvent être le siège, indication surtout urgente à remplir. Nous avons pu, sur
les malades, en apprécier toute l'efficacité
dans notre pratique personnelle. L'on sait que
fous le régime de la vie ecclésiaftique, la plupart des affections sont plus ou moins directement placées sous l'influence de cet état général, dont la continence eft le principe, & qu'il

faut toujours tenir grand compte de cette caufe déterminante, dont la chronicité abfolue s'exerce sur tout accident morbide éventuel ou diathéfique.

Auffi eft-ce en remontant, comme l'exprime Bordeu, à cet état organique vicieux que nous avons pu obtenir, du traitement de Vichy, de très-utiles réfultats dans des maladies chroniques, étrangères en apparence à la caufe dont nous parlons. La continence prolongée & son influence sur l'organifme doivent donc être prifes en férieuse confidération dans la chronologie de toute évolution morbide, voire même des diathèfes. Imbus de cette idée, nous n'avons pas héfité à infifter sur l'ufage des douches internes, & même à en réitérer l'emploi tous les jours, dès que le tube digeftif les tolérait sans inconvénients & que son excitabilité n'était pas trop vive. En agiffant ainfi, nous avons la conviction d'avoir conjuré des léfions fonctionnelles graves, du côté des voies urinaires, & prévenu, dans quelques cas, l'inflammation & l'engorgement du tefticule, où des douleurs vives, parfois lancinantes se faisaient sentir.

Mais une sollicitude attentive était ici de rigueur, on le comprend, pour ne pas dépasser le but à atteindre, & interrompre, au moindre incident, pour infifter enfuite avec opportunité.

Dans le cours de la faifon précédente, nous avons donné nos soins à trois eccléfiaftiques, entre autres, atteints de rhumatifme goutteux avec troubles dyfpeptiques du tube digeftif & phénomènes locaux très-accufés vers les organes génito-urinaires. Chez l'un d'eux, des infomnies continuelles réfultaient de douleurs affez vives fiègeant dans les aînes, et se reproduifant à divers intervalles dans le cours de la nuit. Les urines, affez souvent troubles ou opalines, contenaient une matière légèrement visqueufe, qui n'était sans doute autre que du liquide proftatique ; elles n'étaient pas sédimenteufes & avaient une réaction acide franche, le matin principalement ; enfin, à quelques intervalles, un mouvement diarrhéique parfois affez abondant se produifait & disparaiffait avec la diète, mais, pour revenir enfuite avec plus ou moins de ténacité. Chez nos trois malades, ce phénomène avait un peu cédé, mais chez tous la peau était sèche, aride, avec chaleur habituelle affez caractéristique. Nous avons infifté, dans ces trois cas, sur les douches afcendantes internes, prifes à l'établiffement annexe de l'Hôpital, en signalant spécialement cette prefcription.

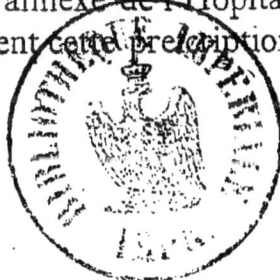

L'eau de la Source de l'Hôpital, moins excitante, en raison de la quantité notable de *glai-*
rine & de *conferves* qu'elle contient, eſt
mieux indiquée que toute autre, dès qu'il y a
lieu de craindre, comme dans le cas précédent, une excitabilité trop vive des voies intes-
tinales. Le degré de température de ces
douches, qui eſt de 25° à 30°, mérite auſſi une
certaine conſidération.

L'emploi de ces divers moyens combinés &
méthodiquement dirigés, dont l'enſemble constitue la médication thermale, aura pour réſultat de replacer les fonĉtions de l'organiſme
dans leur reĉtitude normale, d'une façon progreſſive, mais non immédiate. Si le temps, en
effet, n'épargne pas ce qu'on a fait sans lui,
cet adage eſt surtout vrai en médecine, alors
qu'il s'agit d'un état organique ayant provoqué déjà des troubles fonĉtionnels sérieux ou
graves & pouvant virtuellement les déterminer, sous l'influence permanente d'une cauſe
dont les effets reſtent imminents ; je veux dire
la continence prolongée & abſolue. Ce que
nous exprimons ici signale une indication
d'autant plus rigoureuſe, qu'il s'agira surtout
de conſtitutions avec prédominance marquée
des organes génitaux ou, si l'on veut, d'un
état diathéſique particulier.

On comprend alors que ce n'eſt point avec
une cure thermale, si arbitrairement limitée à
vingt-et-un jours, que l'on eſt en droit d'attendre des effets favorables & perſiſtants.

C'eſt en modifiant longtemps, au contraire,
l'organiſation dans un sens favorable, & cela
parallèlement, en quelque sorte, à la chronicité permanente de la cauſe, que l'on doit
espérer prévenir les accidents indiqués. La
conduite à tenir n'eſt point d'impoſer au traitement un délai ridicule de vingt à vingt-cinq
jours, mais, en général, de quarante à soixante;
conſidération juſtifiée d'ailleurs par la nature
arſénifère des Eaux en queſtion, l'arſénic
n'agiſſant qu'à de longues périodes, à doſes
très-fractionnées & non moins diluées. La
quantité d'eau minérale pour l'uſage interne,
ne doit pas excéder, en pareil cas, deux
verres; rarement trois par jour. De plus, ces
doſes seront parfois additionnées d'eau ordinaire, au début, ou mitigées par l'eau minérale même, ayant séjourné un certain temps
dans des bouteilles hermétiquement bouchées.
C'eſt là une pratique sans doute trop négligée
aujourd'hui, que celle d'utiliſer l'eau minérale
conſervée, pour tempérer l'excès d'activité de
l'eau priſe à la source. Elle a au moins le
grand mérite, à notre avis, de ne pas sous-

traire le malade à l'action thérapeutique de la cure, dès qu'on en a reconnu l'opportunité. Il eſt ainſi plus immédiatement maintenu sous son influence.

Mais on doit également reconnaître que, dans certains cas spéciaux, ce moyen n'eſt pas suffiſant & qu'il faut recourir à un véhicule autre que l'eau minérale; certaines infuſions légères, du petit-lait, du sirop simple ou thébaïque. Il faut en ceci se comporter d'après la suſceptibilité organique du sujet & les indications qui en émanent.

Dans ce long expoſé des incidents qui dérivent de la continence & de la médication thermale qui leur eſt propre, surtout à titre de traitement préventif, nous avons cherché à faire reſſortir ce point important, trop peu conſidéré, c'eſt que, chez tout individu voué au célibat religieux, on doit toujours tenir grand compte de cet état général dans lequel se trouve placé l'organiſme, par suite de l'inertie fonctionnelle impoſée aux organes de la génération.

Ici, comme partout, se dreſſe devant nous cette grande loi de solidarité organique, qui place toutes les fonctions de l'enſemble dans une dépendance mutuelle irrécuſable; c'eſt ce *conſensus* physiologique qui préſide à l'équilibre de l'économie vivante, à cette sorte d'harmonie qui régit nos organes, liés entre eux par d'étroites sympathies, dont le jeu normal eſt la condition de la vie. En vertu de ce principe, le praticien sera toujours obligé, en pareille circonſtance, de remonter, comme l'exprime Bordeu, à un *établissement organique vicieux*, dont la continence abſolue eſt la cauſe immédiate, & cela, dès qu'il aura à s'oppoſer à l'évolution de quelque maladie accidentelle ou conſécutive à la cauſe primordiale. Cette indication sera d'autant plus préciſe qu'il s'agira de tempérament nerveux et sanguin, par exemple, ou de conſtitution pléthorique.

En vain invoquerait-on alors l'autonomie médicatrice de la nature, dont les pollutions involontaires sont ici la manifeſtation directe. Cette autonomie témoigne de son insuffiſance par les déſordres fonctionnels & même organiques que nous avons signalés. Pour être efficace, elle doit être secondée dans ses tendances, par un traitement naturel, en ce cas, repréſenté par les eaux minérales, médication la mieux appropriée à l'état organique & aux accidents qu'il importe de prévenir.

Les modificateurs hygiéniques, le régime, les diverſions morales & l'exercice viendront conjointement en aide au réſultat que l'on se propoſe d'atteindre.

DES CONTRE-INDICATIONS

TRAITEMENT THERMO-MINERAL

Les Eaux de Vichy, pas plus que d'autres eaux minérales devenues célèbres, n'ont les attributs d'une panacée : pour être efficaces, elles doivent s'adapter aux indications que soulève l'état organique qu'il s'agit de modifier dans le sens favorable à la guérifon ; elles ne doivent pas moins être appropriées aux tempéraments, aux conditions intimes de l'organifme, qui en reçoit l'influence.

Ces conditions ne se préfentent pas toujours dans toute leur intégrité, il s'en faut, & dès lors surgiffent les contre-indications, qui réfultent de la fufceptibilité particulière spéciale à chaque individu, & surtout des troubles organiques graves survenus à la suite de l'affection morbide.

Si les troubles fonctionnels ont, par leur

perſiſtance, déterminé une léſion organique, une altération de la ſubſtance même de l'organe devenu le siége du mal, les eaux minérales de Vichy ne peuvent que hâter l'évolution vers le terme fatal; elles sont contreindiquées au premier chef. S'il exiſte, dans la maladie qui nous occupe, une altération, par exemple, dans la texture anatomique du teſticule ou une inflammation aiguë de l'organe, avec exaltation de la senſibilité & douleurs vives, le traitement hydro-thermal eſt nonseulement inopportun, mais dangereux. Bref, il n'eſt utilement applicable que lorſque la chronicité eſt franchement établie, qu'il exiſte quelque engorgement paſſif mais non inflammatoire de l'organe malade & que des troubles conſécutifs se sont à la longue développés vers les voies digeſtives frappées d'atonie ou de quelques symptômes diarrhéiques.

Les contre-indications se tirent également de la conſtitution pléthorique du sujet; mais elles ne sont en ce cas, ni toujours effeótives, ni abſolues, car le mode d'adminiſtration des Eaux influe direótement alors sur les réſultats favorables ou non que l'on peut en obtenir. Dans cette circonſtance, la balnéothérapie sera recherchée de préférence & dominera, au début, le traitement interne des

Eaux, dont l'emploi sera prefcrit à dofes très-réfractées & ménagées avec méthode, dans le but de seconder les effets obtenus par la médication externe. Nous avons obfervé en effet, & d'autres praticiens l'ont comme nous confirmé, que des sujets pléthoriques tolèrent non-seulement sans inconvénients, mais utilement l'influence spéciale des eaux alcalines, sur la maffe du sang. Toutefois, il importe de diriger alors le traitement de façon à éviter la ftimulation trop vive, qui, chez ces derniers, produirait des suites graves ou dangereufes. Pour atteindre ce but, on doit impofer à la médication hydro-minérale un délai suffifamment prolongé, qui réfultera des dofes fractionnées mais maintenues, avec des intervalles quelquefois néceffaires, en ce cas surtout, applicables à l'ufage interne des Eaux. De cette façon, l'on sera toujours en mefure d'éluder les accidents congeftifs & les hémorragies actives vers le cerveau, qui ne surviennent, en général, que chez les malades intempérants ou indociles.

Les contre-indications au traitement thermal réfultent encore de l'état des centres nerveux, de la surexcitation générale, de l'irritabilité spéciale du sujet. Dès que l'innervation domine la scène, qu'il exifte d'ailleurs un ap-

pareil fébrile manifeste ou habituel, des
spafmes fréquents, ainfi qu'il arrive au début
de l'affection, ce n'eft point là le moment op-
portun de recourir aux eaux alcalines de Vichy, qui ne pourraient qu'aggraver encore
l'état organique exiftant; il eft alors convenable d'attendre que la période initiale de début, les phénomènes de surexcitation générale
aient cédé; tout au plus pourrait-on utilement
recourir à l'emploi des eaux minérales transportées & faire progreffivement intervenir
l'enfemble des moyens qui conftituent le traitement minéral de Vichy à domicile, je veux
dire en dehors de la ftation même; c'est le
sujet qui doit nous occuper, car il a trait non-
seulement aux eccléfiaftiques, libres de se déplacer, mais encore aux religieux affujettis à
la clôture abfolue.

DU TRAITEMENT DE VICHY

A DOMICILE

CONTRE LES ACCIDENTS QUI RÉSULTENT
DE LA CONTINENCE

~~~~~~~~~

Ainſi que nous venons de l'exprimer, nous nous adreſſons à deux séries de malades, dont les uns peuvent se transporter à la ſtation même pour y subir une cure, impoſſible en quelque sorte, aux religieux aſſujettis à la clôture. Les eaux minérales tranſportées nous semblent non moins bien indiquées chez les premiers que chez les seconds. Les accidents à prévenir sont effectivement les mêmes, provenant d'une cauſe identique, la continence abſolue. Chez les eccléſiaſtiques, relativement libres, il importe d'avoir égard non-seulement au traitement qui devra préparer l'organiſme à subir les bons effets de la cure thermale, mais auſſi au traitement conſécutif à cette cure.

Dans l'un & l'autre cas, les eaux minérales exportées, les bains minéralifés avec les sels de Vichy ou les *Eaux-mères*, conftituent la médication parfois la mieux appropriée à l'état organique précédemment étudié.

Si l'on tient, en effet, à retirer du traitement thermal tous les bons effets que l'on eft en droit d'en attendre, il importe, en dehors de toute autre indication, de connaître comment l'organifme se comportera, sous l'influence des Eaux, les impreffions favorables ou non que produira chez le malade le traitement hydro-minéral à domicile. Cette indication emporte avec elle son importance, ne serait-ce que dans le but d'éviter ou d'ajourner un voyage quelquefois onéreux, car on sait qu'il eft des organifations si sufceptibles, si réfractaires à certaines époques, qu'elles se refufent à l'application thérapeutique de nos eaux minérales, à titre de traitement interne ; ces cas sont rares, mais on en voit des exemples à Vichy.

Pour éluder quelque mécompte à cet égard, n'eft-il pas fort utile d'apprécier, auparavant, les impreffions qui doivent se produire sur l'organifme, sous l'influence de l'eau minérale exportée? C'eft là une expérience préalable dont on comprend l'opportunité re-

lative, & de laquelle on peut tirer des réfultats affurément favorables, dans ces troubles
dyfpeptiques du tube digeftif, dont la chronicité eft le caractère ; expérience qui devient en
outre une source d'indication, eu égard au
traitement thermal, que l'on se propofe d'ap-
pliquer ultérieurement à la ftation même ; car
il eft manifefte que si les eaux minérales exportées produifent des effets avantageux & sont
on ne peut mieux tolérées par le malade, les
eaux puifées à la source seront d'autant mieux
indiquées, ainfi que les divers moyens conftituant le traitement thermal. D'un autre côté,
cette médication préventive aura cet avantage,
de préparer les effets salutaires de la cure
thermale & d'en affurer les conséquences
avantageuses.

Pour atteindre ce but, mais seulement après
la cure thermale, alors que celle-ci aura produit des réfultats utiles, il eft peut-être plus
urgent encore de recourir à l'emploi méthodique des Eaux transportées & aux autres
agents conftituant le traitement à domicile.
On comprend en effet que, dans une affection
auffi généralifée dans l'économie, où les
grandes fonctions du fyftème nerveux & de la
circulation paraiffent plus particulièrement
entreprifes, on comprend, dis-je, qu'un traite-

ment confécutif soit plus rigoureufement indiqué & maintenu, en dehors de la ftation,
avec des intervalles plus ou moins longs, suivant les effets obtenus. Cette pratique semble
d'autant plus urgente, impérieufe, que l'influence de la caufe doit s'exercer sur l'organifme d'une façon permanente, que le sujet,
en un mot, sera continuellement soumis au
régime de la continence abfolue.

Il eft utile d'infifter sur ce point important,
parce qu'en général, les malades sont trop en-
clins à croire qu'avec le dernier verre d'eau
pris à la source, doit ceffer toute espèce de régime & de traitement. Cette manière d'agir
serait on ne peut plus défavorable, surtout
dans l'affection qui nous occupe, & compromettrait les bons résultats obtenus à Vichy,
dont la cure thermale ne saurait plus avoir
qu'une action palliative & éphémère.

Pour les Religieux, que l'auftérité de la
règle aftreint à la clôture, les Eaux minérales
exportées, & avec elles les divers agents cons-
tituant la médication à domicile, peuvent être
d'un concours efficace pour conjurer les accidents que nous avons signalés. Mais il est ici
des particularités dont il faut tenir compte;
elles ont trait à l'influence du jeûne plus ou
moins prolongé sur l'organisme.

Chez les sujets à tempérament sanguin, pléthorique, l'abstinence d'aliments reconsti-
tuants, les viandes de toute nature, entraîne à
la longue une diminution notable des globules
rouges du sang & provoque par suite la faiblesse, une sorte d'atonie générale; ce résultat
semble répondre d'abord aux conditions organiques de ce tempérament & modérer la
surexcitation qui doit en résulter sous le régime de la continence absolue.

Ce qui est donc vrai pour les ecclésiastiques,
en général, qui sont doués de ces attributs
constitutionnels, ne l'est plus au même degré
pour les religieux assujettis à toute l'austérité
du jeûne. Chez ces derniers, les caractères du
tempérament primitif se modifieront sensiblement, de telle sorte que l'élément lymphatique ou le système des vaisseaux lymphatiques, peu développés d'abord, tendra
progressivement à prédominer.

Sous l'influence du régime rigoureux, trop
peu substantiel pour l'entretien des organes,
le sang subira une diminution dans le nombre
de ses globules, & par suite, le sérum & la
fibrine augmenteront, surtout sous l'empire de
cet état anormal, la continence prolongée. A
la longue l'ensemble des fonctions s'altère,
celles-ci perdent leur énergie fonctionnelle,

particulièrement celles de la digeftion & de l'affimilation nutritive. D'un autre côté, avec l'élément fibrineux tendant à prédominer dans le sang, naiffent les dangers qui en réfultent, la formation d'embolies ou *coagulum* simple ou multiple dans le fyftème vafculaire, foit des organes génitaux, foit du cerveau, dont les congeftions, alors imminentes, menacent l'exiftence. Un femblable état organique eft directement jufticiable des Eaux de Vichy, comme eaux minérales alcalines, ferrugineufes & arfénicales.

Mais comme il ne peut être ici queftion que des eaux minérales tranfportées & du traitement éloigné de nos sources, il faut compter avec l'atténuation des effets obtenus, qui, pour être moins énergiques, n'en seront pas moins effectifs, si le traitement hydro-minéral eft fuffifamment prolongé.

On eft naturellement trop porté à croire que les eaux n'ont d'action efficace que lorsqu'elles sont prifes sur les lieux même d'où elles sortent; c'eft là un préjugé d'autant plus gratuit qu'il s'agit d'eaux minérales riches en principes minéraux, & renfermant une grande proportion de gaz acide carbonique, réuni, entre autres éléments, au fer & à l'arfénic. Les Eaux de Vichy en repréfentent le type,

& c'eft d'elles qu'on a pu dire à si jufte titre, qu'*une eau minérale tranfportée eft un médicament, & un traitement thermal, une médication*. Celle-ci emprunte des moyens divers dont on difpofe pour son adminiftration, une valeur réelle, il eft vrai, mais qui n'enlève rien de son efficacité relative au traitement subi loin de la ftation, alors que la Compagnie conceffionnaire des Eaux offre aux perfonnes qui ne peuvent s'y rendre, toutes les reffources compatibles avec les conditions sociales de pofition & de fortune. Ces reffources, nous les avons maintes fois énumérées : elles confiftent dans l'emploi méthodique ou alterné des paftilles alcalines, des sels minéraux adaptés à l'ufage des bains, & des *Eaux-mères* de Vichy, utilifées pour surminéralifer ces bains. A l'aide de ces moyens, combinés à l'ufage interne des Eaux exportées, l'on eft en droit d'attendre des modifications intimes ou durables, surtout dans l'état morbide dont nous avons longuement expofé les caractères.

Dans toutes les circonftances où l'organifation, à la suite de cette tenfion prolongée, de cet éréthifme permanent produit par la continence, aura perdu son activité, le ton phyfiologique néceffaire à l'harmonie des fonctions,

les Eaux de Vichy prifes à l'intérieur auront
pour effet de rétablir progreffivement l'équilibre détruit, car, dans cet état morbide, qui
à la longue menace de se transformer en cachexie réelle, l'indication à remplir eft de s'oppofer à l'altération primitive du sang, caractérifée par un excès de fibrine & de sérum. Or,
on sait l'action fluidifiante & en même temps
ftimulante de nos eaux minérales sur ce liquide, qu'elles tendent à défibriner d'abord
&, par leur principe arfénifère, à rétablir
l'harmonie entre les éléments conftitutifs du
sang : le *sérum,* la *fibrine* & les *globules.*

Dans le but de réparer les pertes produites
ou les défordres fonctionnels, l'altération générale, un régime plus substantiel eft en quelque sorte de rigueur, au moins pendant l'adminiftration du traitement de Vichy à domicile. Nous infiftons sur ce point important,
d'ailleurs nullement incompatible avec la sévérité de la règle adoptée, qui doit subir
toutes les exceptions exigibles avec l'état de
santé. On s'expoferait, autrement, à voir nos
eaux minérales inactives ou impuiffantes, &
cela, d'autant plus qu'il s'agit ici de la médication repofant sur les Eaux tranfportées.
Celles-ci moins actives, il eft vrai, que celles
puifées au griffon de la source, n'en confti-

8

tuent pas moins un *médicament* qu'il eſt impoſſible à l'art d'imiter, médicament beaucoup
trop négligé même aujourd'hui dans les maladies à évolutions lentes & chroniques, parce
que l'on manque encore de notions exactes
sur son mode d'action & ses effets thérapeutiques. Il n'en serait point ainſi si l'on n'oubliait
pas qu'il eſt ici queſtion d'un médicament que
la nature a produit dans ses admirables laboratoires.

Nous avons déjà fait connaître les caractères que l'analyſe chimique a conſtaté dans
nos eaux minérales exportées, & les propriétés qu'elles conſervent après le tranſport sont
aſſurément suffiſantes pour produire des résultats avantageux, surtout parmi nos maisons religieuſes de l'Algérie & des colonies.
Dans ces régions méridionales, aux accidents
qui nous occupent se joignent encore ceux qui
réſultent du climat, & qui conſtituent cet état
particulier appelé *cachexie des pays chauds*.
Or, l'hôpital militaire en même temps que la
pratique civile à Vichy, nous ont surabon-
damment démontré combien sont efficaces en
ce cas, les propriétés thérapeutiques de nos
sources; mais ces propriétés, pour être moins
énergiques, n'en sont pas moins exiſtantes,
réelles, effectives; pour obtenir des effets,

sinon identiques, du moins relativement favorables & perſiſtants, il importe de prolonger davantage le traitement; c'eſt donc, à peu de choſe près, une simple condition de délai à remplir.

Mais qu'il s'agiſſe de climats chauds ou tempérés, une indication souvent urgente à observer dans l'affection précédemment expoſée, réſide dans la néceſſité de rétablir les fonctions de la peau toujours plus ou moins inactives. C'eſt par cette grande surface, organe de révulſion, qu'il faut eſpérer produire une sorte de dérivation favorable à l'état général. C'eſt en agiſſant sur elle que l'on peut éluder & prévenir les troubles locaux, dont les organes de la génération ou le tube digestif sont le siège.

La peau eſt le grand émonctoire de l'économie malade ou non ; Par la *perſpiration cutanée,* dit le docteur Patiſſier, se régulariſe la chaleur animale en maintenant le corps dans un état moyen de température à peu près conſtant. Les fonctions dévolues à la peau importent tellement au maintien de la santé & de la vie, que si on vient à les supprimer par un enduit imperméable dont on recouvre ce tégument, ſa vie eſt en péril & la mort s'en suit. Le docteur Fourcault a confirmé ce fait dans son Mémoire sur les *caufes générales des maladies chroniques*, & si j'infifte tant sur ce grave sujet, c'eft pour montrer toute l'importance qui se rattache à la régularité fonctionnelle de la peau. Rétablir ses fonctions, généralement inactives dans l'état morbide précité, c'eft donc en quelque sorte affurer la guérifon, atténuer la maladie préfente, ou tout au moins en retarder les progrès.

Cette pratique ici toute rationnelle exercera d'ailleurs sur les membranes muqueufes qui ne sont que l'expanfion interne de la peau, un retentiffement salutaire, en raifon de ce *consensus* intime qui unit celle-ci aux précédentes & aux autres organes.

Or, ce but peut être atteint par les eaux minérales prifes à l'intérieur & par les bains minéralifés artificiellement par les sels de Vichy. Les sels minéraux pourront être secondés dans leurs effets par les *eaux-mères*, dont nous avons parlé déjà ; & ce concours simultané sera surtout utile & effectif chez les sujets dont la peau a réfifté à tout autre moyen d'action, dans certains cas de débilité ou d'atonie générale, chez les conftitutions scrofuleufes ou lymphatiques. Il ne faut pas oublier en effet que l'analyfe chimique a conftaté dans ces *Eaux-mères* une très-notable proportion de *chlorure de sodium*, ou sel marin, c'eft-à-dire, sur 100 grammes, — 13,75 de ce principe minéral.

Le bicarbonate de soude & le sefquicarbonate, d'après les analyfes de M. Lefort, dominent dans ce liquide, on le comprend, & s'y trouvent dans la proportion 61/100 pour le premier, & de 4/100 pour le second; mais on y rencontre encore, d'après les travaux de ce chimifte, de l'acide sulfurique, 4 parties sur 100 & de l'acide chlorydrique 8/100, puis quelques traces d'acide iodhydrique & d'iodure de sodium.

La conftitution chimique de ces *Eaux-mères* de Vichy, qui renferment encore d'autres principes, les rapprochent, dans certaines limites, de celles ufitées & si vantées dans quelques thermes d'Allemagne & de France : Nauheim, Kreuznach, Kiffingen, Salins (Jura) & Salies (en Béarn). Les *Eaux-mères* ou *mutter-lauge* des Allemands, sont extraites d'Eaux dites *chlorurées sodiques*, & les Eaux de Vichy participent évidemment de quelques-unes de leurs propriétés énergiques. On ne les emploie donc qu'en bain, en ouvrant le traitement par des bains d'eau ordinaire, tièdes ou chauds. Puis on y ajoute succeffivement l'Eau-mère, dans la proportion progreffive de

1 à 8 litres. Il eſt rare que l'on soit obligé même de recourir à cette doſe, avant que la peau, ainſi que je m'en suis aſſuré, ne témoigne au moins de quelque aptitude nouvelle à fonctionner. En général, le traitement doit être ainſi maintenu de 20 à 30 jours, suivant les réſultats produits; il doit enſuite subir quelques interruptions, pour être réinſtitué plus tard, s'il y a lieu.

Mes expériences perſonnelles, qui se sont bornées aux Eaux-mères de Vichy, m'ont confirmé que, sous l'influence de l'action irritante exercée sur la peau par ces bains, où l'eau minérale entrait en grande partie, avec addition de 2 & juſqu'à 8 litres d'eau mère, il se produiſait un ralentiſſement de la sécrétion urinaire; ce phénomène était d'autant plus marqué que la proportion d'eau mère ajoutée au bain déjà minéral était plus conſidérable. On sait pourtant combien la sécrétion urinaire s'accroit dans cette circonſtance, je veux dire sous l'action des bains d'eau douce ou d'eau thermo-minérale. Or, après une immerſion qui a varié de 50 à 65 minutes, la quantité d'urine émiſe a été succeſſivement pour ce laps de temps, de 70 grammes, chiffre maximum, à 40 grammes, chiffre minimum. Le liquide contenu dans la bai-

gnoire était de l'eau minérale (source de la
Grande-Grille exclufivement), mais refroidie
par l'eau ordinaire, 1/4 environ, & addition-
née de deux litres d'abord & succeffivement
4 & 8 litres d'eau mère de Vichy. La température du bain variait de 33 à 35 degrés centigrades; l'urine émife avant l'immerfion était
franchement acide, & après, devenait tantôt
neutre, tantôt alcaline; traitée par l'acide ni-
trique, elle ne donnait lieu à aucune réaction,
à aucun précipité: la denfité du liquide variait de 1,012 à 1,024, suivant encore la plus
ou moins grande quantité de principes minéraux.

Les effets phyfiologiques produits par ces
bains sur-minéralifés & pris confécutivement
de deux jours l'un, pendant 40 jours, se sont
traduits par une ftimulation générale bien
manifefte sur l'enfemble des fonctions, notamment sur les voies digeftives & la peau, puis
les fonctions de la vie de relation : sentiment
de bien-être général, accélération du pouls, de
la circulation, énergie phyfique plus dévelop-
pée vers les organes de la locomotion, du système mufculaire, activité plus notable de la
perfpiration cutanée & de la tranfpiration,
plus de réfiftance à l'exercice & à la fatigue.
Ces effets prononcés que j'ai ftrictement ob-

fervés sur moi-même, on n'eût pu certes les
obtenir à l'aide de bains d'eau thermale seulement, & *à fortiori*, avec des bains d'eau
simple; mais nous savons qu'il ne faut pas
induire des réfultats produits dans l'état normal à ceux qui s'exercent sur l'organifme
plus ou moins affecté & chez des sujets dont
la peau eft depuis longtemps inapte à fonctionner. On peut toutefois préfumer & prévoir les avantages d'un tel agent dont l'action
favorable, secondée par l'autonomie médicatrice de la nature, exerce dans l'état phyfiologique des modifications si importantes.

Les eaux-mères de Vichy conftituent, sans
contredit, une médication énergique, qui
conferve au dehors comme à l'Etabliffement
même, toute son intégrité d'action. Des pédiluves très-chauds d'eau-mère pure déterminent à la plante des pieds une rubéfaction intenfe que j'ai maintes fois utilifée dans des
circonftances où il importait de provoquer
une révulfion énergique vers les extrémités,
lorfqu'il s'agiffait, par exemple, d'accès de
goutte, menaçant de devenir vifcérale, ou de
rhumatifme goutteux, d'accidents inflamma-
toires intercurrents se produifant pendant la
cure. Ces pédiluves conftitués par l'eau mère
de Vichy, agiffaient alors avec une toute autre

énergie, bien différente de celle qui réfulte de pédiluves sinapifés ordinaires, alors que ceux-ci & les sinapifmes eux-mêmes avaient déjà été utilifés, mais sans autre effet qu'une action éphémère. Il eft donc important de signaler ici l'heureufe application de ce moyen si simple, qui témoigne d'une puiflance effective notable. Nous avons enfin réitéré l'ufage de compreffes imbibées d'eaux mères de Vichy appliquées directement sur la peau, & chaque fois il s'eft produit, après quelques heures, une rougeur vive, atteftant l'irritation con-geftive de l'épiderme. L'eau mère employée avait une denfité de 24 degrés, à l'aréomètre ou pèfe-sel ordinaire.

Tous ces documents ont leur intérêt pratique, & le phénomène relaté déjà de la diminution senfible de la sécrétion urinaire, sous l'influence du bain sur-minéralifé, confirme qu'il y a autre chofe qu'une simple action topique, &, sans doute, un fait d'apforption réelle par la peau.

Il importe donc de procéder méthodiquement dans l'adminiftration des Eaux-mères de Vichy, d'en graduer les dofes suivant la sufceptibilité organique de chaque malade, & d'en surveiller attentivement les effets en même temps que la durée du bain, qui ne doit pas excéder 50 à 60 minutes en général.

J'ajoute qu'il eſt peu de moyens pouvant
être utilement suppléés aux bains additionnés
d'Eau-mère, alors qu'il s'agit de triompher
de la réſiſtance si grande qu'offre parfois la
peau à fonctionner.

L'action exercée par le bain de vapeur ordinaire détermine, il eſt vrai, des phénomènes
d'excitation, mais fugitive & non durable
comme celle qui réſulte d'un bain minéral
simple, & *à fortiori*, d'un bain sur-minéra-
liſé tel que nous en avons inſtitué l'uſage pour
le traitement en dehors de la ſtation.

Le bain d'étuve humide ou de vapeur peut
d'ailleurs provoquer une agitation générale,
qui entraînera, pour peu qu'il soit continué
quelques jours, une sorte de fièvre factice,
une diſpoſition à l'état fluxionnaire. qu'il importe d'éviter ici, & un état saburral qui n'eſt
pas non plus sans danger. La congeſtion qui
se produit à la peau sous cette influence, le
bruſque appel du sang dans les vaiſſeaux capillaires du derme ne triomphe que rarement
de l'inertie de l'organe à fonctionner, lorſqu'ils
ne viennent pas encore débiliter l'organiſme
par leur continuité.

Les bains minéraliſés, au contraire & additionnés ſucceſſivement d'Eaux-mères, ſti-
mulent par une action irritante congeſtive

graduelle & manifeſte. Ils ne tardent pas à
rendre la peau au moins halitueuſe & exercent sur le ſyſtème muſculaire une tonicité
progreſſive bien accuſée.

Ces modifications phyſiologiques, je les ai
appréciées & reſſenties sur moi-même, & ne
les ai pas moins vérifiées sur les malades con-
fiés à mes soins. Je crois donc devoir en signaler l'utile application aux perſonnes surtout que leurs occupations ou leur poſition
sociale empêchent de se rendre à nos sources
minérales : de ce nombre sont les religieux assujettis à la clôture, & que les privations, l'auſtérité du régime, le jeûne prolongé expoſent
aux troubles fonctionnels souvent graves que
peut conjurer l'emploi méthodique & varié
des eaux minérales & du traitement qu'elles
comportent à domicile.

LA

CONTINENCE ABSOLUE

ET

SES EFFETS PHYSIOLOGIQUES OU MORBIDES
CHEZ LA FEMME.

La nature a dévolu à la femme des organes
& des fonctions qui établiſſent entre elle &
l'homme, eu égard à la génération, des caractères différents & bien tranchés. L'époque de
la puberté eſt pour elle une sorte de tranſition
organique, d'où réſulte des modifications
fonctionnelles dont la menſtruation ou l'écoulement menſuel, qui s'opèrè par l'utérus, eſt
certes la plus importante. Avec cette phaſé
nouvelle de l'exiſtence qui s'opère, dans nos
climats, de quatorze à dix-huit ans, quelquefois avant, d'autres fois après, surviennent le
développement des formes, l'extenſion de tous
les ſyſtèmes organiques, notamment des
mamelles, des organes de la génération & de

la voix. La menftruation une fois établie, continue, dans l'ordre normal, de se produire régulièrement tous les mois, à peu de jours
près. Chez beaucoup de femmes, les mens-
trues anticipent de quelques jours sur l'é-
chéance ordinaire phyfiologique, & chez
d'autres, on obferve un retour bi-menfuel. La
durée habituelle de l'écoulement varie de trois
à huit jours, mais elle eft généralement invariable chez les femmes qui jouiffent de tous
les attributs de la santé.

La quantité de sang rendue pendant la période menftruelle eft fufceptible de varier
beaucoup suivant les conditions organiques
diverfes & les tempéraments : on peut l'éva-
luer, dans nos climats, entre 200 & 360 grammes. Mais la nature du climat influe néceffairement sur cette quantité, au point qu'on a
pu affirmer que celle-ci croît en raifon direête
de la température plus ou moins élevée de la
zône climatérique. Mais le mode d'exiftence
influe à son tour sur cette fonêtion : la vie sédentaire, une alimentation fubftantielle, l'habitation des grands centres exercent une influence notable sur l'abondance de l'écoulement & ses retours irréguliers ou anticipés.
Il n'en eft plus de même chez les filles de

campagnes, relativement beaucoup mieux &
plus normalement réglées.

L'exercice violent ou prolongé des organes
vocaux, au dire de l'illuſtre Moſchion, produit
un réſultat inverſe, je veux dire que les règles
tendent plus ou moins à se supprimer. C'eſt
donc une circonſtance dont il faut tenir compte
ici, au point de vue des habitudes impoſées à
certains couvents, où le chant eſt parfois une
étude trop excluſive.

Au moment où l'évolution menſtruelle eſt
imminente, l'utérus, a conſtaté Mauriceau,
entre dans un état de turgeſcence manifeſte,
qu'il eſt facile d'apprécier par l'exercice direct
du toucher ; l'orifice du col de la matrice devient senſiblement plus étroit, ce qui atteſte
la tuméfaction des parois du corps de cet organe, dont l'extrémité eſt le siége d'une chaleur inſolite & d'une couleur rouge plus in-
tenſe. Les veines utérines & les ovaires même,
d'après Targioni, participent à cet état de tuméfaction obſervé sur la matrice. Il exiſte
donc, à cette époque de la vie, chez la femme,
un mouvement fluxionnaire manifeſte, une
véritable fluxion de l'utérus, que Lecat a signalé sous la dénomination de *phlogoſe* (du
grec *phlox*, i. e. feu) *phlogoſe amoureuſe*,

d'*engorgement hémorrhoïdal*, & Robert Emett, sous celle d'*érection*.

Le profeffeur Lordat, de Montpellier, a confirmé que chez les femmes qui se livrent à une vie très-active, aux travaux de la campagne, la fluxion utérine eft peu abondante parce qu'elle eft en quelque sorte plus localifée, &, comme il le dit, qu'elle ne vient pas de loin; mais il n'en eft pas de même dans d'autres conditions : la fluxion se généralife alors davantage & s'accompagne de phénomènes généraux, friffon initial, mouvement fébrile, pâleur des tiffus, engourdiffement des extrémités. De ces documents réfulte l'attentive surveillance à apporter dans cet état si voifin de la maladie, & que le célèbre Stalh affimilait aux hémorrhagies actives ou par fluxion.

Les confidérations précédentes, en nous signalant la haute importance de la menftruation chez la femme, nous témoignent qu'elle eft l'indice de la nubilité; cette fonction de l'utérus se prolonge jufqu'à l'âge de quarante-cinq à cinquante ans & n'eft interrompue que par la groffeffe & par la lactation, phénomènes dont nous n'avons pas à nous occuper dans cet ouvrage.

L'écoulement sanguin perfifte parfois jus-

qu'à soixante ans & au-delà, de même qu'il
ceffe, dans quelques cas, à trente-six & quarante ans, plus rarement avant cette époque.
La périodicité de ce phénomène, dont la caufe
nous échappe, eft le signe & le thermomètre,
en quelque sorte, de la santé des femmes, &
les léfions qu'elle subit exercent une influence
manifefte sur les autres fonctions. Hippocrate
attribue à sa suppreffion des maladies variées,
qui toutes sont alors sous la dépendance de la
matrice. Exifte-t-il, au contraire, une hémorrhagie surabondante? celle-ci eft la source
d'affections plus ou moins graves, dont la
chlorofe ou l'anémie sont parfois la conféquence; on n'ignore pas non plus l'action
phyfiologique de la menftruation sur les maladies survenant pendant cette période, qui
parfois auffi décide de la convalefcence, lorsque la fluxion survient pendant l'évolution
morbide, dans son état d'acuité.

L'époque de l'exiftence où survient la ces-
sation de cette importante fonction a été qua-
lifiée d'*âge critique, âge de retour;* ce qui
témoigne que l'on s'en eft de beaucoup exagéré les dangers. On obferve au contraire que
bien des femmes en éprouvent des modifications favorables, une santé plus ftable, moins
expofée à s'altérer, surtout s'il exiftait chez

elles des hémorrhagies abondantes antérieures,
ayant engendré une débilité organique notable . Cet âge, au dire des praticiens les plus
accrédités, n'influe en rien sur la mortalité des
femmes, & il serait, paraît-il, beaucoup plus
critique pour les hommes. La ſtatiſtique établit, qu'après l'enfance, la vie des femmes eſt
plus longue que celle des hommes, & l'on a
eu grand tort de faire dépendre de l'âge de
retour tant de maladies qui en sont indépen-
dantes. La maſſe des forces des organes autres
que l'utérus, dit un auteur, s'accroît aux dépens de celles inhérentes à ce dernier, lequel
n'a plus déſormais de vie qui lui soit propre,
& n'aura plus d'influence. Les femmes,
ajoute-t-il, acquièrent alors un fond de vie
inépuiſable; le temps des périls eſt paſſé, elles
ne sont plus expoſées, aſſujetties aux affections
particulières à leur sexe; elles acquièrent la
conſtitution de l'homme, à l'époque où celui-
çi commence à en perdre les attributs & sont
expoſées aux mêmes maladies : la voix s'altère,
les seins se flétriſſent, la peau se ride & l'embonpoint s'évanouit. Mais ces changements
ne sont pas moins le réſultat des progrès de
l'âge que de la ceſſation des menſtrues.

Le coup-d'œil d'enſemble que nous venons
de jeter sur l'une des fonctions si importantes

qui caractérife le sexe féminin, nous démontre qu'elle eft chez la femme comme la condition primordiale indifpenfable de la conception. La femme, seule, eft appelée à terminer ce grand acte de la génération que la nature lui a dévolu : tous ses défirs, toute son ambition vont bientôt recevoir leur plus vivante, leur plus chère réalifation, car la femme, a dit Michelet, eft, dès son enfance, *folle de maternité*. Or, qu'arrivera-t-il chez elle, si elle s'aftreint volontairement à la continence abfolue ? quels seront les effets phyfiologiques ou les phénomènes qui en réfuiteront ?

Il ne faut pas s'attendre ici à voir se dérouler le tableau que nous avons retracé précédemment à propos des modifications organiques plus ou moins graves qui s'opèrent chez l'homme, dans les mêmes conditions. La ftructure anatomique & la topographie des organes ainfi que leurs fonctions étant très-différentes, il en réfulte des effets phyfiologiques tout autres. La menftruation, lorfqu'elle eft régulièrement établie, eft, pour la femme, une fonction préfervatrice qui la met à l'abri des incidents qui s'obfervent dans l'autre sexe & lui permet de réfifter plus efficacement & même plus impunément aux suites de la continence abfolue. Une fois les satisfactions du

cœur, l'inftinct généfique comprimés ou élu-
dés par la contemplation ou d'autres in-
fluences, la femme peut s'affranchir des conditions de la vie conjugale, sans en subir des
inconvénients graves, ou des accidents sérieux
qui portent atteinte à sa santé, car l'écoulement sanguin qui se produit tous les mois eft
en quelque sorte un émonctoire naturel qui
opère dans l'organifme, pour ainfi dire, une
décharge périodique, entraînant après elle un
soulagement, un retour à l'état phyfiologique;
or, rien d'analogue n'exifte chez l'homme, &
les pollutions nocturnes qu'il éprouve parfois,
ne sauraient être comparées, comme réfultat,
aux effets de l'évacuation menftruelle : auffi
la continence eft-elle infiniment plus pénible,
& par suite, plus méritoire à subir que pour
la femme, dont les paffions seules, ici plus
exaltées, en font tout le mérite; encore faut-il,
en cette circonftance, tenir compte des tempéraments. Néanmoins on peut affirmer, en
thèfe générale, que la femme qui se soumet à
la continence abfolue, & par suite privée de
l'excitant naturel dévolu à l'utérus & à ses
annexes, eft expofée à quelques troubles fonctionnels du côté de cet organe, & dont les
principaux confiftent dans la déviation de
l'écoulement menftruel, la dyfménorrhée, la

chlorofe & l'aménorrhée ou suppreffion radicale des règles ; mais çes phénomènes sont loin de dépendre exclufivement de la continence, & n'en sont pas toujours, il s'en faut, le résultat effentiel. Le mariage, on ne saurait le nier, exerce sur la santé des femmes & l'écoulement menftruel, une influence favorable, en raifon de la ftimulation phyfiologique d'une part, & des satisfactions phyfiques & morales qui en sont la suite.

Si donc cette influence n'exifte pas, si des désirs inaffouvis & toujours renaiffants se reproduifent avec la fluxion menftruelle, qui provoque, avons-nous dit, une turgefcence manifefte de l'utérus, on peut s'attendre, à la longue, à voir surgir des défordres locaux & généraux, des troubles nerveux inévitables, incompatibles avec l'équilibre de la santé. C'eft d'ailleurs ce que l'on obferve affez fréquemment chez les religieufes en général, et nous avons obfervé bien des faits concluants à cet égard, & qui témoignent de l'influence du célibat sur ce phénomène cité plus haut, la déviation des règles. La fréquence de la dysménorrhée, de la chlorofe, chez les femmes vouées par état à la continence, sont des affections également affez communes & réfultant du régime ou de l'auftérité de la vie, pour que nous en faffions l'objet d'un chapitre spécial.

DES LÉSIONS DE LA MENSTRUATION

ET LEUR TRAITEMENT

PAR LES EAUX DE VICHY

———

Nous avons confirmé que chez la femme, l'écoulement menftruel & sa régularité normale étaient l'indice, le thermomètre de la santé ; tous les moyens qui reflortent de l'hygiène ou de la thérapeutique doivent donc tendre au rétabliflement ou à l'entretien de cette importante fonction. Lorfqu'elle apparaît pour la première fois, lors de la puberté, Hippocrate l'avait déjà signalé, les affections de l'enfance disparaiflent en général, ce que l'on attribue à la révolution nouvelle que subit l'organifme, l'excitation infolite de l'ensemble des organes & la pléthore sanguine qui se produisent à cette époque. Mais ces phénomènes, pour être efficaces, ne doivent pas dépaffer les bornes ftrictes impofées par la nature ; qu'il y ait excès ou défaut dans leur évolution, & s'ouvre la série des léfions fonctionnelles : dans l'un ou l'autre cas, la *dysménorrhée* ou *(règles difficiles & laborieuſes)* en réſulte.

La menſtruation exerce donc une influence confidérable sur l'organiſation de la femme ; auſſi Hippocrate a-t-il dit : « l'excès des règles amène des maladies, & leur suppreſſion, des maladies qui proviennent de l'utérus (aph. 57 liv. V). Survient-il une affeƈtion aiguë ? l'apparition des règles en atténue les symptômes & prépare la convaleſcence. Celles-ci viennent-elles à diminuer ou se supprimer (aménorrhée)? une maladie aiguë peut également en être le réſultat. Hippocrate a obſervé que le vomiſſement de sang chez les femmes se dissipe avec l'apparition des règles.

Après la dyſménorrhée, que nous avons dit pouvoir réſulter de la continence, l'on peut obſerver, sous l'influence de cette même cauſe, les divers phénomènes qui caraƈtériſent ce que l'on eſt convenu d'appeler la *déviation des règles.*

On comprend, sous cette dénomination, toute hémorrhagie supplémentaire s'opérant par des voies inſolites plus ou moins éloignées

de la voie normale, c'eft-à-dire de l'utérus, &
ayant un caractère de périodicité semblable à
celui de l'écoulement habituel. Ce n'eft certes
pas sans des raifons légitimes que l'illustre
Stahl confidère comme une déviation des
menftrues, non-seulement les hémorrhagies
supplétives, mais encore tout mouvement
fluxionnaire ou congeftif vers un organe quelconque. On connaît, en effet, l'hiftoire de cette
femme, obfervée par L. Mercatus, & dont
l'une des joues devenait chaque mois le siége
d'une rougeur intenfe, alors que chez elle il
y avait suppreffion des règles (aménorrhée).

Beaucoup d'organes peuvent être le point
de départ de l'hémorrhagie supplémentaire
des règles ; on cite surtout l'obfervation d'une
jeune religieufe chez qui ce phénomène se produifait menfuellement par le petit doigt de la
main gauche; chez d'autres, c'eft par le ma-
melon, ou le grand angle de l'œil, ou par les
foffes nazales. Chez celles-ci c'eft par l'oreille
externe ou la joue, ou le sommet de la tête ;
chez celles-là enfin, la fluxion menfuelle se
produit par l'ombilic, par l'inteftin ou par
l'ouverture même des paupières. Les alvéoles
dentaires, après l'extraction d'une dent, ont
également été le siége de l'hémorrhagie supplémentaire menftruelle. Dans ces circons-

tances diverses, l'on obferve que les femmes perdent quelquefois la même quantité de sang que par la voie naturelle ; mais ce n'eft pas là la règle, il s'en faut. Le plus souvent, le sang qui émane de ces voies anormales eft infiniment moindre, & la fonction déviée n'affecte plus la même régularité ; On l'a vu, d'autres fois, survenir avec une abondance plus confidérable que celle qui se produit par la matrice même.

Quand le poumon, ainfi qu'on l'obferve assez souvent, eft le siége de la fluxion supplétive, il se produit un crachement de sang continu, pendant toute la période menftruelle. Le médecin Raymond cite l'exemple d'une religieuse, dont les règles étaient à peu près supprimées & qui, chaque mois, crachait le sang en plus ou moins grande quantité, & cela pendant une période de vingt-trois années, sans en subir d'autres incommodités.

Nous avons eu l'occafion d'obferver, à Vichy, dans le cours de la saifon précédente, une jeune fille chlorotique arrivée à un degré d'anémie notable & qui rendit pendant quelques jours, à son arrivée, une certaine quantité de sang par le poumon. Ce sang était rendu avec les crachats aflez abondants &

tous sanguinolents; il exiftait au sommet &
dans prefque toute l'étendue du poumon
gauche des craquements & des râles humides,
çà & là difféminés, une faibleffe très-grande,
l'expiration prolongée, quelques vagues douleurs entre les deux épaules en impofaient assez pour faire croire à l'exiftence d'une phtisie
pulmonaire au début. Les règles n'avaient
pas lieu, l'hémorrhagie était ici purement accidentelle, & le traitement thermal de Vichy
fut continué; l'eau de la source de l'Hôpital
& de la nouvelle source des Céleftins alternant
furent maintenues, & la malade, soumife ensuite au régime des douches simples à percussion, des bains & des toniques, vit à l'époque
suivante ses règles se produire par la voie naturelle; son état de santé se maintient aujour-
d'hui dans des conditions affez favorables, à
l'aide des Eaux de Vichy exportées, & le concours de la médication arfénicale associée aux
toniques reconftituants. Tout fait préfumer
aujourd'hui un rétabliffement radical, alors
que depuis plufieurs années déjà la déviation
des règles avait amené des troubles fonctionnels sérieux surtout vers les poumons. Cet
exemple n'eft pas le seul, il s'en faut, & nous
avons recueilli plufieurs obfervations de ce
genre qui témoignent de l'efficacité des Eaux

de Vichy prifes *intus* & *extra* dans cette circonftance.

Ces confidérations nous conduifent au traitement & nous permettent d'envifager la thérapeutique des eaux minérales appropriées
comme l'une des plus importantes, à titre de
médication naturelle. Dans ces diverfes léfions
fonctionnelles expofées précédemment, les secours de la médecine habituelle sont rarement
utiles, les reffources seules de l'hygiène peuvent avoir quelque efficacité, & encore doi-
vent-elles se borner à aider le travail de la nature & prévenir ou éloigner les obftacles qui
s'oppofent à son entier accompliffement; cette
conduite purement expectante eft surtout rigoureufe au début, alors que la menftruation
apparaît pour la première fois; mais le plus
souvent elle eft insuffifante; à cette époque où
la matrice préfente un état de turgefcence manifefte, où une fluxion pléthorique s'établit
vers cet organe, il importe de lui imprimer
une sorte de rectitude normale.

Les eaux minérales & leur mode d'adminiftration, qui en conftitue ici la haute valeur,
nous paraiffent être à peu près les seuls agents
efficaces à oppofer aux troubles fonctionnels
précités; car, s'offrant à nous comme agents
de médication normale ou naturelle, ils sont,

moins que tous autres, susceptibles de provoquer une perturbation organique qui compromettrait, en ce cas, le but que l'on veut atteindre.

Ainsi que nous l'avons exposé, la fluxion menstruelle à sa première apparition présente assez souvent, chez les femmes dont la vie est sédentaire ou peu active, tous les symptômes inhérents aux hémorrhagies par fluxion générale : frisson, mouvement fébrile, courbature, pâleur des tissus, engourdissement des extrémités, inappétence, dyspepsie, etc. Cette révolution organique qui requiert la plus grande sollicitude pour son établissement normal & régulier, a été, avons-nous dit, attribué à la pléthore sanguine, comme à l'excitation de tous les systèmes, laquelle se produit avec plus ou moins d'intensité.

Celle-ci est-elle trop faible? l'écoulement menstruel a lieu avec difficulté ; il y a *dysménorrhée*, ce qu'Astruc signale sous le nom de *règles difficiles* & *laborieuses*, & les eaux minérales de Vichy sont ici plus particulièrement indiquées.

Elles agissent surtout avec efficacité, dans cette circonstance, par leurs propriétés stimulantes & ultérieurement reconstituantes & toniques. Mais comme il importe d'exercer ici une action progreſſive, dénuée de tout effet perturbateur, il serait utile de procéder au traitement par les eaux minérales exportées, afin d'apprécier d'abord les diſpoſitions de l'organiſme & les reſſources que l'on peut en attendre dans le traitement thermal, subi plus tard à la ſtation, s'il y a lieu. Cette pratique peut être utile à tous égards & d'autant mieux que dans bien des cas où il n'exiſte que peu ou pas de symptômes sérieux & graves, elle sera à elle seule suffiſante pour rétablir l'équilibre troublé. Les sources froides & ferrugineuſes (de Meſdames, des Céleſtins ou d'Hauterive) sont celles qu'il convient de choiſir de préférence, parce qu'elles conſervent le mieux leur énergie & leurs propriétés actives.

Lorſque l'excitation organique réſulte de la menſtruation qui va s'opérer, cette fonction s'établit également avec difficulté, & les phénomènes qui se produiſent alors, acquièrent un caractère de gravité plus manifeſte, au point de devenir un état morbide réel; c'eſt encore la *dyſménorrhée* qui en eſt le réſultat. Dans cette circonſtance, les eaux de la source de l'Hôpital semblent plus spécialement applicables, en raiſon de la grande quantité de matières organiques qu'elles renferment &

qui les rendent plus onctueuses, moins excitantes. Seulement les Eaux devront être prises avec plus de réferve que dans le cas précédent, & leur mode d'emploi, plus spécialement approprié à l'état général.

On ne doit pas oublier que ces troubles organiques sont fréquemment le point de départ
de la *chlorofe*, cette affection si pénible par
sa perfiftance, & que, par suite, ils exigent
toute la sollicitude poffible, tous les moyens
favorables aptes à les combattre ou à en prévenir les suites funeftes.

L'âge de la puberté eft donc pour la femme
une époque semée d'écueils, en raifon du
changement confidérable qui s'opère alors
dans son organifation, époque plus périlleufe
encore que ne l'eft *l'âge critique* ou *de retour*,
moins expofé sans doute aux accidents morbides. En raifon de ces faits, l'on doit apporter une attention toute spéciale à prévenir des
léfions fonctionnelles, toujours sérieufes, dès
qu'elles perfiftent, & qui sont souvent le point
de départ de léfions organiques les plus graves
du côté de l'utérus & de ses annexes.

C'eft surtout alors que ces accidents dont
nous parlons sont à leur première période
d'évolution, que les eaux minérales de Vichy

ont sur eux une prife directe immédiate. Qu'il
y ait chez la femme dyfménorrhée par défaut
ou par excès d'excitation généfique, l'enfemble
de l'organifme se trouve alors entrepris. Les
fonctions digeftives & cutanées sont languissantes, les maux de tête fréquents, les fonctions du fyftème nerveux & de la circulation
plus ou moins altérées ; l'affimilation nutritive s'opère dans de mauvaifes conditions, &,
par suite, l'état des forces générales dévié
senfiblement de l'équilibre phyfiologique. Il
exifte souvent de l'abattement & de la proftration, & il importe de rémédier promptement
à cette situation, comme nous l'avons dit,
pleine de dangers pour l'avenir, dès que les
moyens d'hygiène sont reftés sans réfultats.

En semblable circonftance, la médecine habituelle eft parfois inefficace ; elle ne procure
que des soulagements éphémères ou incons-
tants, en raifon de l'insuffifance de ses moyens
généralement inactifs ou trop énergiques, ou
bien des indications reftreintes auxquelles ils
s'adreffent; car les toniques reconftituants, le
fer, les révulfifs sont ou incomplets & s'épui-
sent vite, ou bien outrepaffent le but à atteindre, dans l'impuiffance où ils sont de ne
pouvoir embraffer l'enfemble de l'organifation
malade.

Il faut donc recourir à une médication générale, la seule rationnelle, repréfentée ici par
les eaux minérales appropriées. Celles qui,
agiffant à la fois, dit le docteur Patiffier, sur
deux vaftes surfaces, la muqueufe gaftro-inteftinale & tout l'appareil tégumentaire activent leurs fonctions & modifient leur vitalité.

Or, l'un des premiers effets & le plus cons-
tant des Eaux de Vichy, eft d'améliorer fenfiblement l'état des voies digeftives. On obferve
qu'après quelques jours l'appétit renaît, que
le pouls, auparavant petit, accéléré, dépres-
sible, tend à reprendre plus d'ampleur, & se
développe mieux sous le doigt; que les diges-
tions, devenues plus régulières, l'affimilation
eft plus complète, & par suite l'état des forces
s'améliore progreffivement ; enfin la léfion
fonctionnelle locale tend à se diffiper, & les
troubles de l'utérus atteint de dyfménorrhée
difparaiffent en dernier lieu. A ce réfultat ont
concouru non-seulement les eaux minérales
en boiffons, mais les bains généraux, de pis-
cine surtout, les douches simples à percuffion
dirigée sur le trajet vertébral, les lombes &
les extrémités.

Les bains & les douches activent ou réveillent les fonctions de la peau, d'une impor-

tance si grande dans l'état morbide indiqué,
& très-souvent inertes ou léfées dans cette circonftance. Les douches afcendantes externes
dirigées vers l'anus & dans l'intérieur même
de l'inteftin ont auffi une utilité inconteftable,
soit pour agir sur l'utérus engorgé ou sur
l'inertie de l'inteftin lui-même, dans le but de
s'oppofer à l'état de conftipation affez habituel, d'où réfulte la langueur des fonctions digeftives.

Dans le cas où le traitement ne pourrait
être établi aux thermes mêmes, en raifon du
régime impofé par la clôture, avec les eaux
minérales exportées, interviendront efficacement les bains minéralifés succeffivement à
l'aide des sels naturels de Vichy, puis des
Eaux-mères, dans le cas où les premiers ne
suffiraient pas au rétabliffement des fonctions
de la peau, dont nous savons toute l'influence
directe sur la santé générale.

Il eft prefque superflu d'ajouter ici que les
bains de pifcine prolongés, ceux de la source
de l'Hôpital (à préférer, surtout dans le cas
de surexcitation nerveufe) ou les bains minéralifés par les eaux-mères & les sels de Vichy
ne doivent être pris qu'après la période menstruelle écoulée ; autrement entendu , l'on

s'expoferait à des accidents hémorragiques graves.

Ce que nous avons dit des propriétés de l'arfenic dans les eaux minérales doit être pris également en confidération dans le rétablissement normal des fonctions menftruelles. L'élément arfénical étant envifagé comme le régulateur du mouvement nutritif & des principes conftitutifs du sang, on comprend toute l'influence effective de cet agent précieux, & le concours efficace qu'il exerce dans l'effet général produit sur l'organifme par les eaux minérales de Vichy.

Chez les jeunes femmes atteintes de débilité par défaut d'influx nerveux ou d'excitation, non-seulement la menftruation ne peut s'établir ou s'établit fort mal, mais cette fonction est menacée encore à chaque période ultérieure de l'écoulement; des léfions confécutives plus ou moins graves en seront fatalement la suite, lésions organiques locales dont le siège eft l'utérus & particulièrement le col ou l'orifice de cet organe. C'eft qu'alors ces jeunes malades sont, dès le principe, vouées en quelque sorte à un état de cachexie, qui s'établit avec la puberté & se développe après elle, accompagnée d'accidents de toutes sortes. L'état de faibleffe organique qu'elles offrent à la révolution imminente qui va s'opérer en elles, préfente d'autant plus de prife à l'état cachectique qui, de fait, eft la source du défaut de réfiftance de cette réaction, dont la nature a befoin, pour réfifter aux troubles fonctionnels qu'entraîne cette métamorphofe. Or, si à cette époque de la vie le sang eft vicié dans l'équilibre de ces principes conftituants, s'il préfente, ainfi qu'il arrive dans toute cachexie, un excès de fibrine, on comprend de quelle efficacité seront alors les Eaux de Vichy, & comme *eaux alcalines* ou fluidifiantes, *défibrinantes*, et comme *eaux arfénicales*. Avec elles, on poffède une médication qui s'adreffe directement à la caufe du mal, soit qu'il s'agiffe de l'inftituer à Vichy, ce qui eft préférable, soit que des motifs sérieux ne permettent son application que là où l'on réfide. Dans ce dernier cas, les eaux minérales exportées offrent encore un médicament effectif, pourvu qu'on en continue l'ufage affez longtemps, & leur action eft encore la mieux appropriée à l'état morbide; celle-ci sera secondée, dans ses effets, par toutes les reffources d'hygiène : l'infolation, l'exercice modéré, une alimentation reconftitüante; les eaux minérales seront utilifées tous les matins à jeûn & aux repas. L'on pourra en favorifer les réfultats utiles par

l'adjonction de quelques toniques amers :
le quaffia amara (réduit en copeaux menus),
le simarouba, le colombo, en infusion théiforme, ou le vin de quinquina & de quaffia
réunis; une à trois cuillerées à bouche dans la
journée; mais les eaux minérales devront néceffairement dominer le traitement, car l'altération que leur imprime le tranfport, d'après
les analyfes de M. Bouquet, se produit sur
l'excès de leur énergie active, mais non sur
leur conftitution minérale qui refte, à très-peu
de chofe près, dans les limites normales observées à la source même.

Ces analyfes nous témoignent de la réfis-
tance spéciale qu'offrent les Eaux de Vichy à
la décompofition, même après un laps de temps
très-long. La perte qu'elles éprouvent porte
surtout sur l'acide carbonique, perte minime
conftatée par M. Bouquet & évaluée à 10
pour 100. Mais, d'après les expériences de
ce chimifte, la source des Céleftins & celle
d'Hauterive ne subiffent presque pas de modifications; l'acide carbonique libre eft même
confervé en quantité notable. Une autre déperdition se produit encore, sous l'influence
de l'action oxydante de l'air, elle porte sur
le protoxyde fer & l'acide arsénique; mais,
de ces deux principes il refte encore une pro-

portion très-senfible qui se trahit même, pour
le fer, à la saveur atramentaire; de plus, l'arséniate de soude refte invariable, à peu près
fixe dans sa combinaifon, & c'eft ce principe
qui importe surtout ici & dont la préfence eft
fufceptible de modifier, dans un sens favorable l'état cacheftique; ajoutons-y le fer, qui
s'y trouve à l'état de bicarbonate, & dont la
perte eft nulle, puis le bicarbonate de soude,
dont la proportion refte intacle, & qui, à son
action ftimulante sur l'enfemble de la circulation, réunit ses propriétés fluidifiantes ou
défibrinantes sur le sang. L'on peut conclure
de cet expofé à l'efficacité inconteftable des
eaux minérales tranfportées & même à leur
supériorité relative dans certaines circonstances, là où il exifte une surexcitation organique, un excès d'influx nerveux, dont la conféquence eft trop souvent la chlorofe.

On s'étonnera peut-être de voir les eaux
minérales préconifées dans des conditions qui
semblent en apparence oppofées; ici, dans les
maladies dont la débilité eft le caraftère, là
dans des affeftions qui témoignent d'un excès
d'excitation; c'eft que, dans tout état morbide
chronique il se préfente une condition commune à laquelle il faut suffire, de rétablir, de
régularifer des fonftions inaftives, d'exciter

les unes & de ramener les autres au ton phyfiologique normal, d'où elles ont dévié; &
cela, non pas comme on l'a prétendu à tort,
avec un agent thérapeutique toujours sem-
blable & exclufivement ramené mal à propos
au bicarbonate de soude, mais avec l'ensemble des principes qui conftitue *cet agent*,
& dont les uns ont une action élective sur tel
fyftème, les autres des propriétés électives
sur un fyftème différent de l'organifation; ici,
le bicarbonate de soude & son action ftimulante & fluidifiante sur le sang, là, le principe
arfénical & ses effets aussi favorables sur
l'équilibre des principes conftituants du liquide; ailleurs, le fer et ses propriétés sur les
globules rouges, puis le soufre & son influence
sur certaines muqueufes. Ajoutons à cet
expofé le maniement éclairé, méthodique, plus
ou moins varié de ce même agent repréfenté
par les eaux minérales & nous aurons la raison que nous signale l'énigme précédente &
l'explique, en nous faisant comprendre comment les Eaux de Vichy conftituent un traitement qui emprunte à divers agents quelques-
uns de leurs falutaires effets, sans en contrac-
ter les dangers; médication qui gagne, a-t-on
dit, en étendue ce qui peut lui échapper en
influence locale ou spéciale, & qui s'adreffe
ainfi à plufieurs indications à la fois.

10

DES DÉVIATIONS DE LA MENSTRUATION

ET LEUR TRAITEMENT

PAR

LES EAUX MINÉRALES

Nous avons signalé précédemment la valeur que l'on devait attribuer à ce phénomène, qui a auffi reçu le nom de *règles dévoyées*, & par Stahl, celui de *menorrhagia erronea*. Ces règles, qui se font jour par des voies anti-naturelles & plus ou moins éloignées de l'organe utérin, se reproduifent assez périodiquement. Parfois elles ne conftituent qu'une incommodité plutôt répulfive qu'une maladie réelle, & bien qu'en général elles n'entraînent pas de léfions organiques, en méritent-elles moins pour cela la sollicitude du médecin & de la malade? Nous ne le croyons pas, & si les chofes se paffent ainfi dans l'état normal, il n'en eft plus de même, il s'en faut, lorfqu'il survient une maladie intercurrente ou acci-

dentelle, qui imprime à tel ou tel organe une
susceptibilité plus vive, le poumon par exemple. Qu'une pneumonie grave ait existé ou
une pleurésie avec épanchement, & le poumon, qui était auparavant le siége de l'hémorrhagie mensuelle, sera désormais plus dé-
favorablement influencé par la déviation
menstruelle dont il est le siége ; l'hémorrhagie
pourra dès lors se produire en plus ou en
moins, dans des conditions relatives anormales, & des accidents morbides en seront la
suite. A tous égards donc, cette déviation de
la menstruation mérite l'attention des malades
& du médecin qui les traite.

Les causes qui influent sur cette affection
sont en général celles que l'on attribue à
l'*aménorrhée* ou suppression des règles, & ce
sont surtout les *causes prédisposantes* qui
nous intéressent ici. Le professeur Royer-
Rollard les place sous la dépendance de la
constitution générale de l'individu ou de la
constitution particulière des organes utérins,
ou enfin de l'éducation & du genre de vie. Le
tempérament lymphatique & nerveux, l'excès
de sensibilité de l'utérus & de ses annexes, le
genre de vie, assujettie à une alimentation insuffisante, au jeûne prolongé, la continence
absolue opposée aux désirs passionnés que l'on

comprime obftinément, telles sont les caufes prédifpofantes immédiates reconnues par l'observation. Ces caufes dites prédifpofantes ne sont pas toujours efficaces à produire l'état morbide qui nous occupe, il s'en faut; mais elles ont d'autant plus d'action qu'elles s'exercent avec plus d'intensité & surtout pendant une période de temps plus longue. Dans ce cas, la déviation menftruelle s'établit infenfiblement & non d'une manière brufque, comme il arrive sous l'impreffion d'un froid subit, de boiffons glacées, le corps étant en sueur, d'une plaie par inftrument tranchant, de purgatifs draftiques inopportuns; toutes caufes, celles-ci dites occafionnelles, dont l'effet eft subit, l'aménorrhée radicale, complète ; tandis qu'avec les caufes prédifpofantes seules, l'écoulement sanguin diminue progreffivement, pour difparaître plus tard & s'établir ailleurs. Dans cette dernière circonftance, ce sont plutôt des affections chroniques qui réfultent de l'action de ces caufes.

La chlorofe, dont nous nous occuperons plus loin, peut en être la conféquence; mais, ainfi qu'on l'a fréquemment obfervé, la matrice étant le siége normal de l'écoulement menftruel, eft auffi bien souvent l'organe qui eft le plus directement atteint, dès que ses fonctions sont ou suspendues ou déviées de leur cours habituel. La métrite chronique ou aiguë (inflammation de l'utérus), la leucorrhée ou catarrhe de l'utérus &, beaucoup plus rarement, le squirrhe ou le cancer de cet organe, ces deux lésions que l'on fait aussi dépendre de l'aménorrhée.

Les désordres fonctionnels sont donc de nature assez grave pour qu'on s'attache non-seulement à les guérir, ce qui soulève ici de réelles difficultés, mais surtout à les prévenir, dès qu'on en a ressenti les symptômes précurseurs. C'est surtout aux principes même de l'affection (*principiis obsta*), qu'il importe de porter atteinte, si l'on ne veut être exposé plus tard à tous les troubles fonctionnels ou organiques qui peuvent en devenir la conséquence; c'est dans de telles conditions que les eaux minérales auront le plus d'efficacité, avec les ressources de l'hygiène qui en seconderont les effets.

Le traitement applicable aux déviations de la menstruation doit donc être à la fois préservatif ou curatif : dans le premier cas, on devra tendre à éloigner autant que possible les causes prédisposantes dont nous avons parlé, & chercher à rétablir l'hémorrhagie ou la ramener à son siége normal. Sur ce point, nous devons avouer l'impuiffance relative de la médecine habituelle, généralement reconnue par les meilleurs praticiens.

Les emménagogues énergiques, la sabine, l'aloës, l'ergot de seigle, le fer sous toutes les formes, par leur action excitante congeftive, expofent à aggraver la déviation menftruelle, à entretenir l'hémorrhagie supplémentaire, au lieu de la ramener à son cours normal. Il eft vrai que la saignée du pied a été préconifée par Stalh & le célèbre Sennert. Mais, dans une affection qui entraîne si souvent la chlorofe après elle, la leucorrhée ou la métrite chronique quelquefois, ne doit-on pas craindre d'enlever à l'organifme les forces, l'énergie dont il aura befoin pour réagir contre l'état morbide & hâter plus tard le rétabliffement ? Ce motif eft surtout péremptoire lorfqu'une maladie intercurrente eft venue souftraire déjà ou diminuer cette réfiftance vitale indifpensable à l'autonomie médicatrice de la nature.

La saignée eft donc ici un moyen fort délicat & qui emporte avec lui ses dangers; son application doit être limitée à des cas tout à fait exceptionels, là où il exifte une tendance à la pléthore, ce qui eft ici relativement fort rare.

La médecine pharmaceutique n'a donc, dans ces affections, qu'une valeur très-secon-

daire & bien acceſſoire, lorſque surtout la matrice eſt déjà le siége d'un état morbide
effectif, de quelque inflammation chronique;
c'eſt alors que le traitement rentre de droit
dans les applications, je dirais preſque exclu-
sives, de la médecine thermale, cette médication qui se généraliſe dans l'économie malade
& acquiert, en s'adreſſant à l'enſemble des
organes intéreſſés dans le drame morbide,
une étendue d'action, que ne sauraient avoir
des médicaments spéciaux, souvent trop énergiques.

Exiſte-t-il, par exemple, une aberration du
syſtême nerveux? un excès de senſibilité des
organes de la génération? Les bains tièdes &
prolongés, les bains de piſcine de la source de
l'Hôpital auront un double effet, auſſi favorable que bien indiqué, celui de ranimer les
fonctions de la peau généralement inactives,
& devenant ainſi agent de révulſion, de ramener au type normal l'exaltation du syſtême
nerveux; celui de prévenir ensuite l'abattement,
qui eſt la conſéquence habituelle des bains
d'eau tiède ordinaire, dès qu'ils sont un peu
prolongés; car on sait que cet excès de senſibilité, qui entraîne une déperdition inceſſante
des forces nerveuſes, accompagne aſſez souvent la chloroſe ou eſt l'indice d'une faibleſſe

générale bien caractérifée. Mais, dans cette circonflance, il importe de tenir compte de l'action excitante produite par les Eaux de Vichy prifes *intus* & *extra*. Il ne faut donc pas que cette excitation dépaffe certaines limites ; elle doit être maintenue dans des conditions phyfiologiques néceffaires, pour aider à ramener au ton normal des fonctions qui en sont éloignées, & les bains devront surtout au début fixer l'attention, afin de réveiller les fonctions de la peau & d'exercer sur elle une sorte de révulfion favorable. Il eft queftion ici des bains minéraux de pifcine, ceux de la source de l'Hôpital, qui sont les mieux appropriés, dès qu'il exifte une exaltation de fenfibilité vers les organes génitaux.

L'eau minérale prife à l'intérieur peut auffi favorifer le mouvement congeftif ou la fluxion utérine & la faire normalement aboutir, alors surtout que celle-ci réfulte d'un état particulier du sang, de son excès de denfité, par exemple, ou bien encore de son excès de fibrine ; la source à laquelle on devra donner la préférence eft encore celle de l'Hôpital, en raifon de l'excitation nerveufe dont nous avons parlé, & qui souvent eft la conféquence de l'obftacle au cours régulier du flux menstruel. Mais les dofes d'eau minérale seront au début très-modérées, au befoin, coupées avec diverfes infufions ou du sirop de gomme, afin de ne pas réveiller la fufceptibilité nerveufe; on augmentera progreffivement la quantité du liquide, de deux à quatre verres par jour, succeffivement, mais commençant par deux & se comportant enfuite suivant la tolérance des organes.

Le mode d'adminiftration ainfi inftitué, l'eau minérale prife à l'intérieur favorifera non-seulement l'action des bains sur la peau, mais agira sur la maffe du sang en le fluidifiant & activant son cours; s'il eft trop riche en fibrine, en le défibrinant & rétabliffant l'équilibre progreffif entre les principes confti-tuants du liquide vital; nous avons conftaté en effet que l'obfervation avait confirmé ces propriétés inhérentes aux eaux minérales ar-sénicales, à l'arfenic qui, dans les cachexies caractérifées par un excès de fibrine, tend à rendre au sang les proportions normales de ses principes conftitutifs : le *sérum*, la *fibrine* & les *globules rouges*. C'eft bien auffi en raifon de l'exiftence de ce principe dans les eaux minérales de Vichy, que celles-ci doivent être prifes à dofes faibles, sinon l'on dépaffe le but & l'on s'expofe à des accidents mor-bides.

Dans les diverfes conditions organiques
précédemment expofées, que la déviation des
règles soit placée sous l'influence de telles ou
telles caufes prédifpofantes, il eft fort rare
qu'il n'exifte pas concurremment des troubles
fonctionnels du côté des voies digeftives ; or
l'on sait que l'un des premiers effets, & le plus
conftant du traitement thermal de Vichy, eft
l'impulfion favorable imprimée aux fonctions
digeftives, & par suite, la régularité du mouvement nutritif des fonctions affimilatrices ;
le rétabliffement des forces générales en eft la
conféquence immédiate ; les symptômes dyfpeptiques habituels ne tardent pas à se dissiper & l'eftomac habituellement atteint de langueur, avec quelques phénomènes douloureux, tend à reprendre son équilibre phyfiologique ou normal. C'eft par cette grande voie
de l'organifation, d'une part, & en agiffant
par les bains & les douches sur le tégument
externe, dont les fonctions sont si souvent
inactives, que la médication de Vichy exerce
une influence générale favorable & sur la
fluxion menftruelle & sur son cours régulier.

Que si la continence abfolue intervient
comme caufe prédifpofante de la déviation
des menftrues, on comprend l'influence active
qu'elle peut avoir sur un tempérament ner-

veux, lorfqu'il exifte encore un excès de sensibilité des organes génitaux.

En pareil cas, les défirs paffionnés obftinément comprimés provoquent dans ces organes une sorte d'éréthifme, de tenfion, qui
d'abord y appelle la fluxion, laquelle ne peut
se produire au dehors qu'avec difficulté, ce
qui donne lieu affez souvent à la *dyfménor-*
rhée & peut, à la longue, produire une véritable déviation de l'écoulement sanguin ; la
fluxion alors se porte sur un autre point de
l'organifme, & il importe d'y rémédier au
plus tôt. Lorfqu'il s'agit d'une dyfménorrhée
simple, état dans lequel l'écoulement du sang
devient de plus en plus rare, ne se produifant
que goutte à goutte, les bains plus ou moins
prolongés de pifcine & à la source de l'Hôpital, opèrent en ce cas une détente favorable.
Ils devront, au début, dominer le traitement,
& l'eau minérale sera succeffivement admi-
niftrée à l'intérieur, mais avec beaucoup de
réferve & coupée avec du petit-lait, par
exemple, parfois avec du sirop diacode, une
cuillerée pour chaque verre de 100 à 120 grammes d'eau thermale. Il eft entendu qu'il s'agit
toujours ici de la source de l'Hôpital, la seule
bien appropriée lorfqu'il exifte des phénomènes nerveux à combattre, & dont l'eau

prife à l'intérieur ne devra pas excéder deux verres d'abord, sauf à augmenter plus tard cette dofe, mais toujours avec une attentive prudence.

Que si la dyfménorrhée a fait place à une déviation menftruelle & toujours avec l'existence de ces phénomènes nerveux dominant l'état général, le traitement de Vichy trouve encore ici son application, mais plus reftreinte, au début, à l'ufage des bains de l'Hôpital.

Nous avons suivi attentivement, dans le cours de la faifon précédente, l'obfervation d'une jeune religieufe, d'un tempérament nerveux très-accufé, & chez laquelle l'écoulement menfuel avait difparu depuis plufieurs mois. Quelques symptômes vagues, du côté des centres nerveux & des voies digeftives, mais néanmoins fort pénibles, surtout à certains intervalles, conftituaient seuls l'état morbide général.

Les bains de l'Hôpital d'abord, & quelques jours après l'eau de cette source à l'intérieur, coupée avec du petit-lait (dofe de deux verres le matin à jeun, chacun de 100 grammes environ, puis succeffivement trois & quatre), & enfin l'eau de la source de Mefdames suffirent pour triompher des symptômes indiqués. L'écoulement menftruel reparut à son siège

ordinaire, après trente jours de traitement, &
notre malade quitta Vichy dans une situation
de santé de beaucoup améliorée. Cette obfervation eft certes l'une des plus concluantes &
des plus favorables à la médication thermale.
Mais nous ne voulons pas dire que les faits se
produiront toujours ainfi & dans les mêmes
conditions, il s'en faut, surtout lorsque l'affection remonte déjà à quelques années. Nous
devons néanmoins ajouter que dans cet état
morbide, un phénomène à peu près conftant,
& qui semble par lui-même entretenir le
trouble fonctionnel, eft la conftipation.

Pour combattre ce symptôme qui, par sa
continuité, entraîne une langueur générale
des fonctions digeftives, nous avons souvent
utilifé, avec des réfultats affez favorables, les
douches afcendantes dirigées tantôt sur le périnée, tantôt dans l'inteftin lui-même & nous
avions soin d'indiquer alors les douches prifes
avec l'eau de la source de l'Hôpital, qui
semble ici mieux indiquée que toute autre.
Cette eau minérale, en raifon des principes
organiques qu'elle renferme, eft en effet moins
excitante, plus sédative que celle des autres
sources, ce qui eft d'une grave importance
partout où l'on peut avoir à redouter l'apparition imminente de phénomènes nerveux.

11

Quand la conſtipation ne cédait pas à ce moyen d'action, nous avions conjointement recours à l'emploi de quelques sels purgatifs (doſe de 6 à 8 grammes) en solution dans le premier verre d'eau minérale? Mais aſſez souvent l'effet des douches aſcendantes, dès qu'elles sont bien tolérées, eſt aſſurément efficace, tant par la stimulation plus ou moins active exercée sur l'inteſtin que par l'action réſolutive produite sur l'utérus, alors qu'il exiſte une tendance à l'engorgement.

Dans l'obſervation précédente, nous avons inſiſté sur l'emploi de ces douches internes qui ont spécialement influé, à notre avis, sur le retour de l'écoulement menſuel diſparu. Dans le cas d'engorgement utérin, ces mêmes douches inteſtinales agiſſant indirectement sur la matrice, ont peut-être une influence plus active & moins dangereuſe sur cet organe que les douches directes ou vaginales. Il faut, au contraire, se défier de celles-ci, dès qu'il exiſte la moindre tendance à l'inflammation, une vive suſceptibilité de l'utérus & de ses annexes, & *a fortiori*, des éroſions du col, des ulcérations, une léſion organique quelconque. Les Eaux de Vichy ne sont nullement cicatriſantes & ne peuvent qu'aggraver la léſion exiſtante; c'eſt donc à d'autres Eaux qu'il convient d'adresser les malades qui en sont affectées; j'entends parler des ulcérations, des érofions avec catarrhe utérin ou leucorrhée, etc.

Les eaux minérales de Vichy oppofées aux diverfes déviations de l'écoulement menftruel, agiffent à la fois comme agent de révulfion sur l'utérus, dont la nature semble méconnaître la voie normale, & comme stimulant efficace des fonctions de la peau, trop souvent languiffantes ou inactives. Elles n'exercent pas moins sur les voies digeftives une salutaire influence, celle qui, en général, s'obferve au début du traitement; car ces troubles fonctionnels d'un organe auffi important chez la femme ne peuvent exifter sans un retentiffement plus ou moins profond sur l'appareil digeftif.

Des phénomènes dyfpeptiques habituels s'obfervent le plus souvent dans cette circonftance, & nous avons expofé déjà l'action favorable du traitement de Vichy sur ces troubles digeftifs dont l'eftomac eft le siége. L'ufage méthodique des eaux minérales ne tarde pas à diffiper les divers symptômes qui accompagnent les digeftions, tels que ces balonnements, ces aigreurs, ces dégoûts pour les aliments, l'inappétence, l'oppreffion au creux

épigaftrique, les pneumatofes, &c. L'on observe que ces accidents se diffipent progreffivement, suivant que les fonctions de la peau
tendent infenfiblement à se rétablir.

Nous avons, tout récemment, donné des
soins à une religieufe d'un âge mûr, qui depuis
quelque temps avait perdu, difait-elle, *ses
ordinaires*. Depuis cette difparition de l'écoulement menfuel, étaient survenus des troubles
dyfpeptiques fort pénibles avec inappétence,
senfibilité marquée à l'épigaftre, renvois acides
& digeftions lentes, douloureufes ; la peau
prefque sèche, aride, froide, ne fonctionnait
pas & un état habituel de conftipation exiftait
chez elle depuis fort longtemps. La fluxion
menftruelle déviée s'était établie vers la muqueufe buccale & l'écoulement sanguin se
produifit par l'alvéole d'une dent récemment
extraite.

Or, sous l'influence des bains de pifcine
prolongés, & l'eau de la source de l'Hôpital,
ces divers symptômes subirent infenfiblement
une modification appréciable qui porta, dès le
début, sur les voies digeftives : plus de régularité dans ces fonctions, le retour de l'appétit,
une affimilation plus complète avec la difparition de ces renvois acides & de cette pros-
tration qui suit affez souvent les digeftions,

tels furent les premiers phénomènes obfervés;
mais la senfibilité au creux épigaftrique, le
balonnement du ventre & la conftipation per-
fiftaient encore; les douches afcendantes internes, aidées plus tard de l'emploi des sels
purgatifs à très-faibles dofes, en solution
dans le premier verre d'eau minérale, produi-
sirent sur l'inteftin une influence favorable
qui s'exerça auffi indirectement sur l'utérus.
Les bains continués & prolongés furent enfin
suivis d'effets salutaires du côté de la peau,
dont la sécherefle avait difparu succeffivement
pour faire place à une légère moiteur; pour
activer ce grand réfultat, nous confeillâmes
l'ufage habituel de la flanelle en application
immédiate sur la peau, & à partir de ce moment, une amélioration plus intime s'opéra
sur l'enfemble des fonctions. A l'époque menstruelle, la déviation dont nous avons parlé
ceffa de se produire & les règles apparurent,
mais en très-minime quantité, par la voie
normale, c'eft-à-dire la matrice; le réveil des
fonctions de la peau semblait ici avoir exercé
une action prefque décifive sur l'amélioration
générale, tant eft confidérable l'importance
fonctionnelle de cet organe sur l'économie
toute entière. La conftipation, sur la fin du
traitement avait encore de la tendance à fe re-

produire, malgré l'emploi des douches intes-
tinales, prifes régulièrement tous les deux jours
& pendant six & huit minutes; il faut ajouter
que c'eft là un symptôme dont on triomphe
avec le plus de difficulté & qui, affez souvent,
perfifte malgré tous les efforts du traitement
thermal; néanmoins nous avons infifté sur
l'emploi régulier des douches afcendantes dirigées dans l'inteftin, moins peut-être pour
réfoudre l'atonie de cet organe que dans le
but de provoquer vers l'utérus une action
stimulante-congeftive indirecte, capable de
ramener l'écoulement menfuel à son siége
normal.

C'eft là un fait des plus heureux dans ses
suites. Il s'en faut qu'il en soit toujours ainfi,
& ce n'eft, en général, qu'après deux ou plusieurs cures subies à Vichy, que l'on arrive à
des réfultats auffi avantageux.

Que s'il s'agit du traitement subi en dehors
de la station, les eaux minérales exportées
prifes à l'intérieur jouiront encore d'une efficacité relative bien notable & aideront à confirmer les effets confécutifs de la médication
thermale, si l'on a pu suffire aux exigences
que comporte tout déplacement. Dans le cas
contraire, nous confidérons encore le traitement à domicile par les Eaux tranportées

comme capable de rendre des services réels,
dans le cas qui nous occupe, *de la déviation
menſtruelle & des troubles fonctionnels qui
la compliquent;* & ce n'eſt point là une idée pré-
conçue, une théorie aventureuſe, que d'ailleurs
nous n'avons aucun intérêt à soutenir, & que
nous saurions repouſſer loin de nous si elle
n'était déjà vérifiée par l'expérience acquiſe &
l'obſervation des faits; mais il faut s'entendre
ici & poſer strictement ses concluſions, n'ayant
d'autre intention excluſive que celle d'être
utile aux perſonnes que leur poſition aſſujettit
à la clôture abſolue. L'*eau minérale exportée,*
avons-nous dit, eſt un *médicament* mais ne
conſtitue pas par elle seule une médication,
qui néceſſite le concours d'autres éléments
acceſſoires ou néceſſaires, tous convergeant
vers un but commun, le retour des fonctions
déviées à l'état normal. L'autonomie médicatrice de la nature devra donc être secondée
non-seulement par l'uſage méthodique &
ſuffiſamment prolongé des eaux minérales
tranſportées, mais encore par les moyens balnéaires, dont l'utilité eſt reconnue pour exercer sur la peau une action directe; nous avons
conſtaté, dans l'obſervation précédente, l'influence abſolue, conſidérable de cette indication si urgente à remplir, puiſqu'à elle seule,

en quelque sorte, elle a prefque entraîné tous les effets avantageux que nous avons signalés; c'eft du moins à partir du moment où la peau a perdu son aridité pour reprendre sa chaleur normale & une légère moiteur, que nous avons vu les symptômes les plus opiniâtres céder devant ce réfultat.

On fera donc intervenir l'ufage simultané des bains d'eau douce d'abord, puis minéralifés avec les sels extraits des Eaux, & succeffivement, l'on ajoutera à ces derniers le concours des Eaux-mères de Vichy, qui jouiront d'une efficacité d'autant plus grande, qu'il s'agira de tempérament lymphatique ou scrofuleux. Les bains d'eau douce ne devront simplement qu'ouvrir la médication, pour faire place auffitôt aux bains minéralifés par les sels naturels, autrement la faibleffe, l'atonie, le relâchement de la fibre mufculaire en seraient bien vite la conféquence; quant aux eaux minérales tranfportées, il convient encore ici de donner la préférence aux sources froides d'Hauterive, de Mefdames ou des Céleftins (nouvelle source). Elles sont, il eft vrai, plus excitantes que celle de l'Hôpital, mais on doit tenir compte du tranfport, qui en atténue légèrement les propriétés ftimulantes & les ramène, pour ainfi dire, à cette

dernière; enfuite les sources de Mefdames &
des Céleftins trouveront encore une plus directe application, dès qu'il y aura imminence
de chlorofe ou chlorofe confirmée, en raifon
des proportions très-notables de fer d'une
part & d'arfenic de l'autre, qu'elles renferment, ce qui mérite d'être pris en férieufe
confidération. La dofe d'eau minérale à prendre sera auffi moins stricte que s'il s'agiffait
du traitement institué à Vichy; il convient
pourtant de ne pas dépaffer quatre à cinq
verres par jour, dont deux pris à jeun, & ensuite en mélange avec le vin, seulement au
premier repas du matin.

En résumé, les eaux minérales de Vichy &
le traitement qu'elles comportent exercent sur
la déviation menftruelle, la *dyfménorrhée* &
les troubles fonctionnels qui la précèdent ou la
compliquent, une action efficace & dont la
valeur thérapeutique eft inconteftable. Cette
action eft plus intime, plus lente, mais auffi
plus sûre & plus compatible avec les efforts
médicateurs de la nature, dans cette lutte organique, que les agents pharmaceutiques:
l'ergot de seigle, la sabine, l'aloès, etc., dont
l'art a épuifé en vain toutes les reffources, et
qui provoquent trop souvent vers l'utérus
& les vaiffeaux hémorrhoïdaux des conges-

tions actives ou violentes qui aggravent la maladie.

Les Eaux minérales de Vichy possèdent des propriétés thérapeutiques que l'on peut qualifier d'*électives*, sur l'enfemble des organes situés au-deffous du diaphragme; c'eft en quelque sorte là que réfide leur foyer d'action, sans parler ici de leur influence sur le sang & les autres humeurs de l'économie. « Les propriétés (1) fondamentales de ces Eaux paraiffent être, a écrit M. Prunelle, d'accroître l'innervation (& d'en régularifer les fonctions, dirons-nous) dans tous les organes placés au-deffous du diaphragme. » Puis le savant inspecteur ajoute : « les Eaux de Vichy exercent une action spéciale sur le nerf grand sympathique par l'entremife de la muqueufe gaftro-inteftinale, & c'eft, dit-il, à proprement parler, une action révulfive, mais douée d'un caractère spécifique. » C'eft bien de cette façon que les Eaux de Vichy paraiffent agir sur l'utérus & ses fonctions dévoyées, c'eft ainfi qu'il eft permis de se rendre compte de leurs effets salutaires, réfultant d'une sorte de révulfion sur le syftème nerveux de la vie végétative par l'in-

(1) Prunelle : *Bulletin de l'Académie royale de médecine,* séance de mai 1839.

termédiaire des voies digeſtives. Les troubles
fonctionnels concomitants, dont celles-ci sont
le siége, se diſſipent d'abord, la nutrition reprend ainſi son type plus normal, l'aſſimilation
se régulariſe, & avec elles auſſi l'état général
des forces & l'organe malade en dernier lieu.

L'action des Eaux de Vichy dans les divers
cas de déviation des menſtrues semble donc
relever ici d'un acte de révulſion exercée sur le
tube digeſtif, pour ainſi dire, au profit de la
matrice dont la nature para t, dans certaines
circonſtances, avoir complétement oublié cette
voie : L'acte de révulſion s'étendant à tous les
organes innervés par le nerf grand-sympathi-
que, nerf de la vie organique ou végétative, &
la matrice eſt de ce nombre.

Une dernière conſidération se rattache à
l'état plus ou moins chlorotique ou anémique,
à l'appauvriſſement du sang. Quand cet état
morbide vient à compliquer la déviation des
menſtrues ou l'aménorrhée (suppreſſion radicale des règles), ce qui eſt le plus fréquent, il
convient de recourir, après l'emploi de l'eau
de la source de l'Hôpital, par laquelle on ouvre
le traitement, aux sources ferrugineuſes qui
viennent plus tard conſolider les premiers résultats obtenus.

Le fer, mais intervenant comme principe conftitutif des Eaux alcalines & gazeuzes en même temps, eft loin de préfenter les mêmes inconvénients, quelquefois affez graves, qu'il offre lorfqu'il eft pris en nature, réduit par l'hydrogène ou à l'état soluble. Combiné aux eaux minérales, on peut toujours en dominer, en réprimer les effets souvent trop rapides lorfqu'il eft préparé dans nos pharmacies. Il devient ainfi beaucoup plus affimilable, son action eft plus lente, mais graduelle, plus affurée, plus intime, plus perfiftante; l'eftomac le supporte mieux & n'en eft prefque jamais indigéré ; mais il n'en eft pas de même avec nos préparations pharmaceutiques.

Les sources de Vichy, en tant que ferrugineufes, trouvent ici leur indication spéciale, le fer étant, dans le cas d'anémie, de dyfménorrhée, d'aménorrhée, un excellent emménagogue, fufceptible de rappeler la fluxion & l'écoulement menftruel. Les sources des Célestins ou de Mefdames & d'Hauterive sont celles qui sont les mieux appropriées à l'affection signalée. S'il s'agit du traitement à domicile, en dehors de Vichy, il convient de leur donner la préférence sur toutes les autres sources, en raifon de leurs propriétés spéciales ; et leur température même les rend fufceptibles de

supporter le tranſport et une longue conſerva-
tion sans être altérées par l'influence de l'action
oxydante de l'air.

Que si la déviation des règles ne conſtitue
qu'une simple incommodité repouſſante, plutôt qu'une maladie réelle, le traitement de
Vichy chez soi suffira le plus souvent pour la
faire disparaître, mais après un laps de temps
convenable & à la condition que ce traitement
sera méthodiquement obſervé dans son ensemble. Il convient également de faire intervenir ici tous les éléments d'hygiène capables de
seconder le but que l'on veut atteindre ; ainſi
l'exercice au grand air & dans la meſure des
forces, l'inſolation, un régime aſſez subſtantiel
pour réparer les pertes & rendre à l'organiſme
toute la vitalité qui lui eſt indiſpenſable ; afin de
contribuer au rétabliſſement fonctionnel, tous
ces éléments sont d'une abſolue néceſſité, on
le comprend, pour remédier au défaut d'équilibre des fonctions utérines ou menſtruelles.
Dans de telles conditions, les eaux minérales
tranſportées auront une efficacité d'autant
plus aſſurée qu'il n'exiſtera ni léſion organique
ni troubles fonctionnels trop invétérés, par
suite de l'incurie ou de la négligence apportée
au traitement primitif. Les bains minéraliſés,
soit avec les Sels naturels de Vichy, soit avec

les Eaux-mères, rendront ici les plus importants services pour hâter le retour des fonctions de la peau vers l'état normal, réfultat
dont l'importance eft si grande & l'influence
confidérable sur l'état phyfiologique de l'organifme.

DES CONTRE-INDICATIONS

TRAITEMENT THERMAL DE VICHY

DANS LES AFFECTIONS DE L'UTÉRUS

Si nous avons jufqu'ici tant infifté sur les défordres qui réfultent de l'état morbide dont l'utérus eft le point de départ, c'eft d'abord en raifon du rôle immenfe qu'exerce cet organe sur l'exiftence de la femme, & enfuite des léfions graves, trop souvent au-deffus des ressources de l'art, qui s'y développent, après les symptômes précurfeurs d'une affection négligée à son début. L'on peut donc ici confirmer les torts confidérables & la haute refponfabilité qu'affume la femme dans toutes les pofitions sociales, lorfque, soit par répulfion, soit par préjugés futiles, elle réfifte à l'emploi des moyens préventifs capables d'entraver la marche d'une maladie utérine. L'aveu trop souvent tardif des léfions fonctionnelles de cet organe réduit fréquemment l'art à l'impuissance, en raifon de l'obfcurité qui enveloppe les symptômes utérins.

La répugnance que les femmes ont à les avouer, à leur période de début, imprime un plus libre cours à l'affection, qui va s'aggravant de plus en plus; la santé générale s'ébranle, en raifon du retentiffement sympathique de l'utérus sur l'organifation. A leur tour, les grandes fonctions des centres nerveux, de la circulation, de la digeftion, de la peau subiffent des perturbations profondes, & alors on ne vit plus, mais on achève de vivre, malgré le concours le plus actif de tous les efforts de la médecine.

Un statifticien sévère, le docteur Stark, de la Société royale d'Edimbourg, a conftaté que chez les femmes mariées, la mortalité était infiniment moindre, de 30 à 40 ans, que chez les femmes reftées dans le célibat, lefquelles meurent en très-grand nombre, relativement, dans cette période de la vie; au-delà de 45 ans, les femmes mariées ont encore un avantage marqué sur les autres sous le rapport de la longévité, que la nature semble avoir ainfi refusée aux femmes célibataires. Le savant statifticien écoſſais confirme que la durée de la vie eſt donc plus étendue chez les femmes mariées que chez celles qui ne le sont pas, & la conclusion à tirer de ce fait authentique eſt que la vie recluse expoſerait plus gravement la femme vouée à la continence abſolue, à des léſions fonctionnelles dont l'utérus eſt néceſſairement le siège ou l'origine. De là découle cette conséquence toute logique, c'eſt l'importance des soins préventifs, d'une médication appropriée aux symptòmes précurſeurs d'une maladie dont on ne sera plus maître de réprimer plus tard la gravité.

Nous avons vu que le traitement thermal de Vichy, inſtitué sur les lieux mêmes ou au dehors, offrait les plus utiles reſſources sous ce rapport : mais on ne doit pas oublier pourtant que les eaux alcalines & arſenicales de Vichy, comme toutes les autres eaux minérales, puiſent leur indication précise dans le tempérament & les conditions òrganiques spéciales à chaque malade, beaucoup plus que dans la nature même de la maladie particulière qu'il s'agit de combattre. Nous croyons que, d'après l'expérience acquise, le principe qui doit diriger dans cette indication réſide dans la déviation imprimée à l'équilibre phyſiologique & fonctionnel, ou,

comme on l'a dit, au *balancement des forces*,
& plus cette déviation eft accusée, plus il
importe de recourir en ce cas aux eaux minérales puiffantes, actives, comme celles de
Vichy par exemple, s'il n'exifte aucune contre-indication diathéfique ou conftitutionnelle;
car si elles peuvent *le plus*, dans certaines
circonstances, grâce à la façon méthodique
d'en manier leur emploi, elles peuvent auffi
le moins, dès qu'il y a lieu d'en atténuer
l'énergie par le fraétionnement & la dilution
même des doses. C'eft donc une reffource
effeétive que poffède le praticien dans les
eaux minérales riches en principes minéraux,
reffource qui gît dans ce fait de pouvoir,
suivant les réfultats obtenus, exhauffer ou
atténuer la médication & l'harmonifer aux
exigences de la conftitution malade; reffource
enfin qu'on rechercherait inutilement dans
les eaux minérales faibles. Les eaux de Vichy
conftituent donc, sous ce rapport, *une arme
à deux tranchants*, ce qui en conftitue la
puiffante efficacité, qui reffortira toujours de
la double appréciation & de leur influence
chimique & de leur aétion dynamique ou
électro-dynamique. De ce point de vue rationnel, reffortent les indications & les contre-
indications dans les maladies, qui sont, en

général, juſticiables de ces eaux, & dans les affections utérines qui nous occupent.

Dans le cas, où l'affection de l'utérus, exposée précédemment, s'est compliquée d'une inflammation chronique (métrite) avec catarrhe utérin & engorgement passf, l'indication des eaux de Vichy se tire de l'état général du sujet, de l'altération organique qui réſulte de la maladie ou qui l'a précédée. Les engorgements du col de l'utérus avec catarrhe utérin sont liés en général aux conſtitutions lymphathiques, & lorſqu'il n'exiſte pas d'autres léſions, les eaux minérales de Vichy, comme eaux ferrugineuſes & arſénicales préſentent toutes les reſſources qu'offre une médication reconſtituante et réſolutive. Si l'élément scrofuleux se mêle intimément aux conditions de l'organiſme, les eaux chlorurées sodiques (Balaruc, Niederbronn, Bourbonne, &c.) sont ici mieux appropriées. Enfin, si la constitution de la malade eſt sous l'influence de quelque diathèſe herpétique, par exemple, les eaux sulfureuſes paraiſſent plus immédiatement applicables ; néanmoins, les règles que nous venons de poſer n'ont rien d'abſolu, et il peut très-bien se faire que les conſtitutions scrofuleuſes trouvent à Vichy des ressources effeĉtives dans l'affeĉtion signalée.

Ces reſſources ne seraient pas moins recher-
chées avec avantage, *en dehors de nos ther-*
mes, à l'aide du traitement thermal inſtitué
à domicile, & cela en raiſon du concours fort
utile que peuvent offrir aux malades les bains
minéraliſés avec les *eaux-mères* de Vichy que
l'on peut, sous quelques rapports, aſſimiler
aux eaux chlorurées sodiques, dont elles participent par leur compoſition chimique & leurs
propriétés thérapeutiques. Là où exiſte l'élément scrofuleux, les eaux minérales alcalines
priſes à l'intérieur, trouveront encore leur
indication rationnelle ; il importe alors de
remédier à la lenteur du mouvement nutritif,
de favoriſer l'échange des parties miſes en
circulation, ce qui, chez les scrofuleux, eſt
surtout indiqué. Dans cette circonſtance,
nous ne devons pas oublier que les eaux de
Vichy joignent à l'élément ferrugineux, si
important, les propriétés reconſtituantes de
l'arſenic, médicament recommandé à tant de
titres dans les scrofules. Donc, dans les engorgements paſſifs de l'utérus, liés à la diathèſe scrofuleuſe, & même avec catarrhe
utérin, les eaux de Vichy, maniées avec in-
telligence & méthode, peuvent rendre encore
d'importants services. Ce que nous émettons
à propos du traitement thermal inſtitué à

Vichy s'applique auffi au traitement fondé
sur l'emploi des eaux minérales transportées
et des bains minéralifés par les sels naturels,
mais surtout par les *eaux-mères*, dont nous venons de parler. Ces bains, ainfi que je m'en
suis affuré, pofsèdent des propriétés réfolutives
bien accufées dans les cas d'engorgements
utérins & surtout là où l'élément scrofuleux
existe. Mais alors le traitement doit être plus
prolongé, en ménageant parfois des intervalles plus ou moins longs, & insiftant de
nouveau, pour sufpendre encore, car nous
n'avons plus ici les mêmes moyens d'action
que nous préfentent l'Etablifsement thermal.
Le régime & les modifications hygiéniques
devront donc plus impérieufement, en quelque sorte, intervenir, de concert avec les
eaux minérales exportées & la balnéothérapie.

Mais lorfque l'affection utérine initiale (la
déviation des règles ou l'aménorrhée) se com-
plique, dans la suite, de métrite chronique
avec engorgement utérin & ulcération ou
érofion au col de la matrice, les eaux de Vichy
sont en général contre-indiquées : leur ufage
ne tarde pas à aggraver les symptòmes inhérents à l'organe malade. Cette contre-indication devient plus formelle encore, lorfqu'aux

léfions précédentes se joint un état nerveux spécial du sujet, des douleurs qui dénotent une sufceptibilité particulière de l'utérus ou de ses annexes. Dans cette circonftance, les eaux de Vichy ne manquent guère d'exalter ces phénomènes & de déterminer une réaction sur les centres nerveux, laquelle aggrave encore la situation.

En général, on ne doit pas compter sur l'efficacité du traitement thermal lorfqu'il exifte des ulcérations, des érofions du col, & *à fortiori*, des tumeurs squirrheufes de de l'utérus. L'obfervation nous confirme que les eaux de Vichy ne jouiffent pas de propriétés cicatrifantes, qu'elles tendent au contraire à accélérer l'évolution des symptômes dans un sens défavorable ou funefte. C'eft donc aux eaux minérales sulfureufes qu'il convient de recourir en pareil cas. Toutefois, j'ai eu occasion d'obfervèr à Vichy quelques malades atteintes de déviations, de chûtes mêmes de l'utérus & chez lefquelles le traitement avait rendu des services notables. Chez l'une de ces malades, entre autres, le prolapfus de la matrice s'était diffipé; les douches vaginales ou irrigations simples prifes pendant le bain lui-même avaient été fort efficaces. Mais ce sont là des cas isolés

& qui ne sauraient permettre de fonder des conclufions radicales, toujours favorables à la cure hydro-thermale, dont nous avons développé les propriétés thérapeutiques.

———

DE LA CHLOROSE

ET

DES EAUX DE VICHY

———

Nous ne nous occupons de cette maladie qu'en raifon de sa fréquence, de l'afcendant qu'elle exerce sur l'exiftence de la femme, dont elle domine toute la pathologie. On l'obferve dans toutes les claffes de la société, auffi bien dans le monde que dans la vie réclufe, où elle eft sans doute plus apte à se développer, sous l'influence d'un régime trop sévère & trop longuement maintenu. Cette affection se lie d'ailleurs aux troubles organiques que nous venons d'expofer dans les précédents paragraphes : la continence abfolue peut influer sur son développement, au moins à titre de caufe prédifpofante, comme la déviation des menftrues ; tous ces motifs sont plus que légitimes pour nous demander quels sont les caractères, la nature, la durée et le moyens de remédier à cette maladie, connue dans le monde sous le nom de *pâles couleurs*, l'un de ses symptômes, et en médecine sous celui de *chlorose*.

C'eſt là un sujet qui a donné carrière à la verve des pathologiſtes, sur lequel on a beaucoup écrit & non moins divagué, mais qui n'en eſt pas plus élucidé pour autant. Au lieu donc de suivre les polémiques plus ou moins divergentes, les idées plus ou moins neuves, qui se sont produites sur ce point, les opinions mêmes aſſez contradictoires, le mieux, à notre avis, eſt d'en référer à l'expérience, aux faits qu'elle a produits, & de chercher à s'en faire une idée juſte, sans trop se soucier de l'interprétation qui a pu se produire, à cet égard, dans l'eſprit des praticiens novateurs. Le rigoriſme de l'école expérimentale sied tout autant, sinon mieux, à la médecine qu'à la philoſophie nébuleuſe & orthodoxe du poſitivisme.

Ceci dit, la chloroſe n'eſt autre qu'une affection qui, le plus souvent, s'enracine dans l'organisme où elle fait élection de domicile, & règne à l'état de diathèſe, atteſtée par ses récidives toujours imminentes et caraĉtériſée enfin par un appauvriſſement du sang : ce liquide perd inſenſiblement le chiffre normal de ses *globules rouges*, principe vivifiant, qui renferment le fer & l'hématofine ou matière colorante. Ces globules, vifibles au microfcope, exiftent dans le sang en proportion de 127 sur 1,000, dans l'état normal : l'abaiflement progreffif de ce chiffre 127, fufceptible de defcendre jufqu'à 21 (suivant MM. Andral & Gavarret) eft la traduction exacte du mot *appauvriffement*. En même temps que les globules rouges diminuent, le *sérum* & la *fibrine*, ces deux autres principes conftituants du liquide vital, augmentent dans leur proportion, que nous avons dit être pour le premier de 870 sur 1,000, & pour la fibrine, de 3 sur 1,000. Faifons toutefois obferver ici que les globules rouges sont en plus grande proportion chez l'homme que chez la femme, & que, pour elle, la proportion précédente de 127 sur 1,000 peut senfiblement baiffer de quelques degrès, sans ceffer d'être l'état normal; l'influence des globules eft telle que leur chiffre eft en rapport direct avec la force & l'énergie mufculaire du sujet.

Ces quelques développements fuffifent pour nous édifier déjà sur le caractère de la chlorose, que nous confidérons comme une *cachexie*, je veux dire une affection dans laquelle toute l'habitude du corps eft entreprise

& dont l'un des principaux attributs eſt l'augmentation de la *fibrine* & du *sérum*. Ce point de vue, conforme à l'expérience faite par nos hémathologiſtes, emporte avec lui une importance relative réelle, d'où réſultera pour nous l'indication rationnelle du traitement thermo-minéral de Vichy, que nous devons enviſager, non pas seulement comme médication alcaline & ferrugineuſe, mais auſſi comme arſénifère.

De la définition complexe & rigoureuſe que nous donnons de la chloroſe & de l'abaiſſement des globules rouges, réſultent ces symptômes généraux devenus vulgaires par leur fréquence dans toutes les zônes de la société : c'eſt d'abord une teinte pâle, plus ou moins prononcée de tous les tiſſus, des membranes muqueuſe, buccale & oculaire, comme de la peau ; puis, un état particulier de la circulation atteſté par la petiteſſe, l'accélération & la dépreſſion du pouls, & comme conſéquence, un abaiſſement plus ou moins notable de la chaleur animale. A l'auſcultation, se perçoit chez les chlorotiques l'existence d'un bruit de souffle sur le trajet des gros vaiſſeaux. Lassitude générale, essoufflement, anhélation au moindre effort, puis des troubles variés survenant du côté des

voies digeſtives; l'eſtomac eſt atteint de dyspepſie, & les fonctions de l'inteſtin s'opèrent
avec lenteur, des gaz s'y développent parfois
& y provoquent une sorte de pneumatose;
la conſtipation enfin s'établit & devient opiniâtre; l'atonie de l'inteſtin et de la muqueuse
augmente, en même temps que le défaut
d'énergie contractile de cet organe. Les organes de la génération deviennent également
le siège de troubles fonctionnels importants
& qui, le plus souvent, conſtituent le début
de l'affection ou l'entretiennent. Les règles
ceſſent de se produire avec la régularité habituelle, la quantité de sang écoulé diminue,
ou bien elle augmente parfois au point de
conſtituer une hémorragie véritable; d'autrefois l'écoulement sanguin eſt supprimé, ou à
peine appréciable, & eſt remplacé par des
pertes vulgairement appelées *fleurs blanches*,
dont la continuité entraîne une débilité générale plus ou moins profonde.

La chloroſe n'eſt pas seulement caractérisée
par le bruit de souffle que l'on perçoit sur le
trajet des gros vaiſſeaux & à la région du
cœur; elle atteint l'organiſation tout entière
& s'attaque plus particulièrement à l'enfance
qu'à l'âge adulte, pour disparaître complètement dans la vieilleſſe. La grande généra-

lité dés enfants offre, en effet, des bruits de souffle sur le trajet des gros vaisseaux, ainſi que j'ai pu le vérifier souvent, d'après les documents fournis par un praticien éminent, M. Roger : ce qui confirme l'exiſtence de la chlorose dans l'enfance.

Cette maladie apparaît encore chez la femme à l'époque de la puberté, cette phase de la vie où s'accomplit en quelque sorte toute une révolution organique qui, quelquefois, franchie sans accidents, est d'autrefois chèrement achetée, au prix de déſordres fonctionnels plus ou moins graves, devenant le point de départ de la chlorofe.

La déviation des menſtrues enfin peut à son tour donner lieu à cette affection protéiforme, souvent accompagnée de dyſmémorrhée et dans certaines circonſtances d'aménorrhée complète; mais ni la dyſménorrhée, ni l'aménorrhée, comme on l'a prétendu, ne sont cauſes efficientes de la chlorofe. Ces deux phénomènes sont le plus souvent des effets conſécutifs de cette maladie, qui se développe encore de préférence chez les conſtitutions lymphathiques & nerveuſes où il exiſte un excès de senſibilité de l'utérus & de ses annexes.

Comme nous nous occupons particulière-

ment ici des maifons religieufes, de la vie austère & des règles imposées aux couvents des
divers ordres, aufli bien que de la vie ecclésiastique plus libre, il importe de jeter un coup-
d'œil sur les caufes plus spéciales, plus effectives qui, dans ces conditions sociales, influent
sur le développement de la chlorofe. C'eft, en
première ligne, le genre de vie affujetti à une
alimentation infuffifante, au jeûne prolongé,
à l'abfence d'exercice, de l'infolation & du
grand air : puis, les impreffions morales
vives, déprimantes, la continence abfolue
oppofée aux défirs paffionnés & obftinément
comprimés, caufes qui exercent sur le fyftème
nerveux des perturbations intimes ou profondes & sont prédifpofantes, alors que la
première eft plutôt efficiente; je parle de celle
qui a trait à l'alimentation insuffisante. L'habitation des grandes villes, la refpiration d'un
air vicié, trop confiné, ou insuffisamment renouvelé, les veilles prolongées sont aufli des
caufes fufceptibles de pervertir les fonctions
de nutrition, en exaltant le fyftème nerveux,
ainfi jeté dans un état d'éréthisme permanent.

De femblables caufes sont, les unes prédifpofantes, les autres efficientes de la chlorofe, dont les effets généraux, immédiats,
sont de débiliter l'organifation & d'entraver

son développement moral. Il importe donc d'y remédier de bonne heure, si l'on ne veut s'exposer à la voir prendre infenfiblement tous les caractères d'une diathèfe. Le traitement de cette maladie eft encore une queftion litigieufe, affez mal comprife, & qui eft auffi l'objet d'opinions divergentes, autant à l'égard des agents ordinaires qu'on lui oppofe, qu'au point de vue de la médication thermale qui va nous occuper. Quelques mots seulement, à titre de comparaifon, sur la thérapeutique habituelle, suffifent pour nous convaincre de l'indécifion qui règne sur ce sujet.

La multiplicité des préparations martiales témoigne déjà de l'indigence de l'art, surtout par le choix inopportun, malavisé, qu'on en fait. Il semble souvent que tout soit dit avec l'adminiftration du fer dans la chlorofe; mais c'eft une arme infidieufe, sinon fort dangereufe dans certains cas. L'on a, par exemple, conftaté les symptòmes principaux : le bruit de souffle, la pâleur des tiffus, les palpitations, la faibleffe générale & vite on donne le fer comme antidote. Les indications de médicament, dont on eft porté à abufer, sont beaucoup plus restreintes qu'on ne se l'imagine : on ne doit jamais le prefcrire sans avoir préalablement interrogé les voies refpiratoires, sans s'être enquis, avec un soin minutieux, de l'état hygide ou morbide des afcendants, de l'influence héréditaire, sans être enfin rigou-reufement éclairé sur la prédifpofition organi-que du sujet. En toute circonstance, le moin-dre indice de prédifpofition à la phtifie pulmo-naire suffit pour profcrire radicalement la mé-dication martiale. Autrement entendu, le fer provoquera, quelques jours, quelques mois après son ufage, l'explofion d'une diathèfe latente, comme une phtifie galopante, dont les ravages effrayants entraîneront, quoiqu'on fafle, rapidement la mort. De pareils faits se sont produits dans la pratique même de nos maîtres & des praticiens les plus accrédités, & les plus dignes de l'être. Ils sont reftés im-puiffants devant ces réfultats cruels, inelpérés, & se sont emparés de ce rigoureux avertis-sement donné par la fatalité. Chacun doit y voir avec quelle réferve, avec quelle circons-pection, l'on doit procéder dans l'adminiftra-tion du fer opposé à la chlorose. Selon M. No-nat, le fer eft impuiffant à remédier, avec une entière efficacité, *à l'infuffisance de la force de l'émqtose*, & d'après ce praticien distingué, il n'exifte pas, pour la chlorofe, de remède spécifique, ni même une médication véritable-ment curative. Cette conclufion extrême est

rigoureufe, & présente affurément de nombreufes exceptions; mais M. Nonat n'enten-
dait sans doute pas faire allusion aux eaux
minérales appropriées & à la médication variée qu'elles comportent.

A son tour, M. le profeffeur Trouffeau,
dont on ne peut méconnaître l'autorité, constate avoir vu des jeunes filles ou des jeunes
femmes atteintes de chlorofe, chez lefquelles
il avait inftitué le régime des amers & du
fer, s'améliorer un peu, puis retomber dans
le même état qu'auparavant, auffitôt que le
traitement avait été supprimé. Les mêmes
agents étaient de nouveau prefcrits; un mieux
sensible se déclarait encore; mais la rechûte,
dit-il, ne se faisait pas longtemps attendre.
Parfois même le fer était indigéré.

« Dans quelques cas, ajoute M. Trouffeau,
» l'aufcultation ne m'ayant préalablement
» rien accufé; je voyais la poitrine se prendre
» & le fer était horriblement mal supporté;
» je modérais alors les accidents pulmonaires
» & quand je les voyais apaisés, je reprenais
» les martiaux. Mais ils étaient frappés d'im-
» puiffance, alors que tous les symptòmes
» les plus caractériftiques dépofaient cepen-
» dant en faveur de la chlorose! Je fus vive-
» ment frappé de cet ensemble de faits, & le

» problême étant donné, je m'efforçai d'en
» dégager l'inconnue. »

Le savant profeſſeur confirme auſſi avoir observé de très-graves accidents du poumon succéder à ces chloroſes à retour traitées par le
fer. Il nous déclare avoir vu des chlorotiques
cracher le sang après l'emploi des ferrugineux
& redevenir plus chlorotiques qu'auparavant :
« J'avais, dit-il, remarqué que plus la chlo-
« roſe se confirmait, moins la tuberculiſation
« se prononçait, si bien qu'il y a plus de vingt
« ans que je me suis arrêté à l'opinion que la
« chloroſe exclut en quelque sorte la phtiſie,
« ou plutòt qu'elle eſt une *soupape de sûreté*
« contre l'exploſion ultérieure de la tuberculi-
« sation. »

Ces documents témoignent que le fer eſt loin
d'être l'antidote de la chloroſe & qu'il entraîne
avec lui ses dangers, si l'on n'apporte dans
son adminiſtration une réſerve des plus atten-
tives, rigoureuſe, spéciale, qui doit également
préſider à l'emploi des doſes appropriées, &
surtout fractionnées.

En eſt-il de même avec la médication thermale? Evidemment non, car la nature nous
donne l'exemple frappant qu'avec des doſes très-
faibles de fer ou d'arſenic, l'on arrive à des résultats plus lents, il eſt vrai, mais plus intimes,

plus durables & généralement à l'abri de tout
danger, dès que les eaux minérales sont appropriées à la conſtitution du malade & intelligemment maniées.

En ce qui a trait au traitement thermal de
Vichy, de nombreux préjugés exiſtent encore
à cet égard. Appliquée à la chloroſe, cette médication eſt mal interprétée & souvent auſſi
mal adminiſtrée. Le scepticiſme plane encore
sur ce grave sujet, ce qui provient des idées
plus ou moins préconçues que l'on se forme de
la chloroſe, d'une part, & des propriétés chimiques ou thprapeutiques de nos Eaux; il en
réſulte que l'on traite aſſez mal les chlorotiques
à Vichy, parce que, appréciant les Eaux sous
un point de vue trop reſtreint, on méconnaît
en partie l'étendue des reſſources qu'elles offrent au traitement intime de cette affeɛtion.

Sous ce rapport, j'accepte, sans reſtriɛton
aucune, la manière de voir & le mode d'application adoptés par l'ex-Inſpeɛteur de Vichy, le
docteur Petit, dans le traitement de la chloroſe : « *Il eſt peu d'affeɛtions, dit-il, contre
leſquelles les Eaux de Vichy aient un effet
plus salutaire que contre la chloroſe*. Ces
paroles du savant Inſpecteur atteſtent à la fois
le sens pratique exercé d'un obſervateur qui

sait interroger les faits pour en tirer tous les
enseignements qu'ils comportent.

Cette opinion, qui n'est pas comprise encore
dans toute sa portée, puisqu'on la trouve un
peu *exagérée*, mais à laquelle on se ralliera
nécessairement plus tard, cette opinion, dis-je,
est le fruit de plusieurs années d'expérience
acquise, & dès que l'application des eaux minérales au traitement de cette maladie sera
mieux appréciée, on en jugera tout autrement;
car, avons-nous dit, la chlorose est une *ca-*
chexie une fois constituée dans l'organisation
même de l'individu, & si parfois ses symptômes disparaissent, elle n'en persiste pas moins
à l'état diathésique; de sorte que le praticien
doit toujours avoir l'attention en éveil sur ses
manifestations si variées & toujours imminentes. Or, dans toute cachexie, dit M. le professeur Trousseau, il y a diminution des *glo-*
bules rouges mais augmentation de la *fibrine*
& du *sérum*.

« L'étude clinique ayant confirmé que dans
« les cachexies, ajoute notre savant maître, le
« sang offre une grande tendance à la coagu-
« lation spontanée, l'on est autorisé à se de-
« mander si cette coagulation n'est point due
« à la fibrine en excès ou à l'élément fibrino-
« gène. » (Leçons cliniques faites à l'Hôtel-Dieu

en 1862) C'eſt évidemment là le principe qui dirigeait le docteur Petit, préconiſant les Eaux de Vichy dans la chloroſe & ſachant en apprécier toute la haute efficacité. Ces eaux minérales alcalines agiſſent en effet sur la maſſe du sang, dont elles aĉtivent la circulation, préciſément en le défibrinant ou prévenant cet excès de fibrine dont nous parlons & qui entretient ou aggrave la maladie.

Leur aĉtion diſſolvante,. fluidifiante, qui eſt telle d'abord, pour devenir enſuite stimulante & ultérieurement tonique, n'a rien qui doive inquiéter, si ce n'eſt l'abus ou l'intempérance que l'on pourrait en faire. C'eſt à la condition d'être fluidifiantes comme tous les alcalins, & d'accélérer, par suite, le mouvement du sang devenu ainſi plus liquide, plus apte à circuler, que ces eaux préſentent une indication nonmoins utile que rationnelle dans la chloroſe, où elles sont en effet aſſez promptement reconſtituantes, en général. Le principe arſénical qu'elles renferment & le sel de fer qui y exiſte en proportion très-notable, leur donnent auſſi des propriétés· spécialement efficaces dans cette circonſtance.

En réſumé, aĉtion fluidifiante & défibrinante sur le sang qui, dans ce cas, offre un excès de fibrine; aĉtion stimulante sur la cir-

13

culation, action reconftituante enfin & réparatrice par le fer, d'une part (sources de Meſdames, des Céleftins, d'Hauterive), & l'arſenic de l'autre, ce régulateur du mouvement nutritif & de la sanguification (hématoſe); ne trouve-t-on pas dans les Eaux de Vichy, appliquées à la chloroſe confirmée, tous les éléments conftituants d'une médication en quelque sorte *étiologique*, c'est-à-dire celle qui s'adreſſe à la cauſe prochaine ou intime de la maladie ?

Nous comprenons également cette sorte de préférence accordée par l'ancien Inſpecteur, M. le docteur Petit, à l'emploi de la source des Céleſtins dans la chloroſe, alors que celleci était arrivée à une période d'évolution avancée, & que l'atonie générale de tous les ſyftèmes exigeait une stimulation effective & prompte de l'enſemble organique; car alors le sang devenu de plus en plus fibrineux, aux dépens des globules, exige une reconftitution prompte de ses éléments conftituants; action défibrinante qui soit en même temps comme un coup de fouet imprimé aux fonctions languiſſantes & rétabliſſe ultérieurement l'harmonie phyſiologique néceſſaire à l'équilibre de la santé.

Nous croyons donc que le docteur Petit en-

vifageait sous son véritable point de vue thérapeutique l'emploi des Eaux de Vichy dans
la chlorofe, précifément en ce point ci-deffus
spécifié, & il eft à regretter que M. Durand-
Fardel ne l'ait pas ainfi compris, car il a écrit
lui-même & maintes fois répété, ce qui eft
vrai, que la source des Céleftins eft, de toutes,
la plus ftimulante de Vichy ; pourquoi donc
s'étonne-il de la prefcription souvent exclu-
sive qu'en faifait le doĉteur Petit avec tant de
jufteffe dans cette affeĉtion ? Le motif en eft
dans l'idée affez inexaĉte qu'il se fait de la
chlorofe, *véritable cachexie* avec tendance à
un excès de fibrine, accident auquel les Eaux
de Vichy rémédient d'une façon direĉte, dès
que la conftitution de l'individu & la nature
même de la maladie ne préfentent aucune
contre-indication.

Car s'il eft queftion d'une chlorofe de nature
scrofuleufe ou placée sous la dépendance du
scorbut, les eaux sulfureufes ou chlorurées-
sodiques pourront sans doute avoir plus de
prife sur l'affeĉtion, sans que, pour cela, nous
confidérions les Eaux de Vichy comme abfo-
lument contre-indiquées dans ce cas ; elles
pourront même ici rendre d'utiles services
aux malades, en imprimant aux fonĉtions digeftives une aĉtivité nouvelle & une vitalité

puiſſante, énergique, à tous les tiſſus de l'économie ; conſidération grave, importante dans
de semblables affeĉtions & auxquelles il importe de ſuffire par deſſus tout.

La médecine diſſolvante & fluidiſiante, que
repréſentent les Eaux de Vichy avec toute leur
énergie aĉtive, n'a donc rien d'incompatible
au contraire avec la guériſon de la chloroſe,
pas plus qu'avec la cure de la cachexie paludéenne : « *car l'aĉtion eſſentielle de ces Eaux*,
a dit avec tant de raiſon le doĉteur Petit, « *eſt
de rendre le sang plus liquide*, » & il eſt re-
grettable que ces paroles aient été si mal in-
terprétées.

Rendre le sang plus liquide, eſt ici la tra-
duĉtion fidèle de ces mots : *imprimer à la
circulation une aĉtivité progreſſive, plus régulière, plus efficace*, & cela, lorſque dans
ces cachexies profondes le sang devient de
moins en moins apte à circuler dans ses conditions phyſiologiques, par suite de la prédominance de l'élément fibrineux. C'eſt en s'at-
taquant à cet élément en excès que les Eaux
de Vichy parviennent à guérir *ces chlorotiques, ces anémiques de toutes sortes, en rendant en effet leur sang plus liquide*, lequel
offre dans ces cachexies, dit M. Trouſſeau,
une grande tendance à la coagulatiou spon-

tanée; & c'eſt aſſurément à la fibrine en excès ou à l'élément fibrinogène qu'eſt dû ce phénomène morbide, ce dont s'inquiète trop peu M. Durand-Fardel, dont la théorie eſt ici autrement inexaĉte ou irrationnelle que la thérapeutique de l'ancien Inſpeĉteur de Vichy.

Rendre le sang plus liquide, alors qu'il ne l'eſt pas aſſez dans ces sortes d'aſſeĉtions (les expériences de MM. Andral & Gavarret, de M. Rodier, de M. Becquerel en témoignent), eſt donc une indication des plus urgentes à remplir & à laquelle suffiſent on ne peut mieux les eaux minérales alcalines ; si, en effet, le sang eſt en ce cas plus riche en sérum, principe eſſentiellement liquide, il l'eſt également plus en fibrine, principe coagulable par excellence, & dont l'excès tend à entraver inceſſamment la circulation, en la faiſant dévier de plus en plus de son type normal ; or, des deux éléments en queſtion, M. Durand-Fardel oublie ou méconnaît le second, pour n'enviſager excluſivement que le premier ; en cela réside tout l'étonnement qu'il éprouve, & sans doute l'excluſiviſme qu'il profeſſe, quant à l'application des Eaux de Vichy à certains cas de chloroſe.

Nous en revenons donc sur ce point à l'opinion si judicieuſement émiſe par le doĉteur

Petit, à savoir qu'*il eſt peu d'affeƈions contre lesquelles les Eaux de Vichy aient un effet plus salutaire*, lorſque, bien entendu, leur emploi en eſt réfervé & manié avec méthode, particulièrement au début, où il importe d'apprécier attentivement les ſuſceptibilités de l'organiſme.

Elles n'agiſſent pas seulement en rendant le sang plus liquide par l'élément alcalin qui y domine, mais encore & surtout par le principe ferrugineux qu'elles renferment, & auſſi comme eaux arſénifères ; elles tendent donc à rendre au sang les globules rouges qui lui manquent, sous l'influence du sel de fer aſſocié à l'acide carbonique qui en facilite l'aſſimilation ; c'eſt là ce qui conſtitue la haute valeur de cette médication, relativement à celle qui eſt fondée sur l'emploi du fer préparé artificiellement, & qui eſt, ainſi que nous l'avons expoſé plus haut, si souvent indigéré & dangereux même chez tant de chlorotiques. Il faut également tenir compte de la combinaiſon du sel de fer avec le bicarbonate de soude, nouvelle condition qui aſſure encore l'aſſimilation du médicament martial dans l'économie ; le principe arſénical, enfin, s'unit dans des conditions très-favorables aux principes précédents pour rétablir dans le sang lui-même l'équilibre normal qui doit exifter dans ses éléments conftituants. Ajoutons que cette médication, lorfqu'elle eft intelligemment dirigée, n'entraîne jamais les redoutables inconvénients que M. Trouffeau nous a signalés à propos de l'emploi des ferrugineux habituels, oppofés à la chlorofe. L'on chercherait en vain dans la pratique civile ou nofocomiale de Vichy, des accidents analogues dans le traitement de cette affeétion; nulle part nous n'avons pu en découvrir la moindre trace; on n'accufera jamais du moins les sources même ferrugineufes de Vichy d'avoir provoqué l'explofion de quelques phénomènes morbides de la phthifie, alors encore qu'il eût pu exister quelque prédifpofition lointaine ou latente; que si, pour me servir des expreffions énergiques de M. Trouffeau, la chlorofe eft en quelque sorte une *soupape de sûreté contre l'explofion ultérieure de la tuberculifation*, on peut affurer qu'elle refte telle sous l'influence du traitement thermal sagement inftitué & que, loin de dégénérer, elle s'améliore profondément dans la majorité des cas si elle ne guérit ainfi qu'il arrive affez souvent. Les faits nombreux empruntés à la pratique du doéteur Petit comme à celle de l'Hôpital civil, témoignent hautement de cette affertion, &

l'application large, étendue & si favorable à
la fois que l'ex-Infpecteur faifait des eaux alcalines dans cette maladie, confirme les ressources puiffantes qu'elles offrent dans certaines variétés de types qu'affecte la chlorofe.

DES EAUX DE VICHY

DANS LA CHLOROSE

———

Dans toute affe&ion, en général, on doit se
comporter à l'égard d'une médication, moins
en vue de la nature même de la maladie que
de la conftitution de l'individu qui en eft atteint; si donc, ainfi qu'il arrive affez souvent,
l'on se trouve avoir affaire à une malade chez
qui dominent les phénomènes nerveux, une
fufceptibilité spéciale de l'organifme, il importe d'être surtout très-réfervé dans l'emploi
de nos eaux minérales, qui ne tardent pas à
réveiller ces phénomènes d'excitation, dès
qu'elles sont prifes à dofes un peu élevées au
début. Il convient alors de procéder au traitement par l'ufage de l'eau prife à la source de
l'Hòpital, comme moins excitante; nous en

avons expofé les motifs précédemment. Deux verres le matin à jeûn, chacun de 150 grammes environ, peuvent suffire d'abord, sauf à augmenter plus tard suivant les réfultats & la tolérance, sans excéder la dofe de 600 grammes par jour; mais les bains de l'Etablifement de l'Hôpital trouveront, en ce cas, leur indication précife; l'on sera souvent même obligé de reftreindre le traitement à leur application exclufive, pour éluder les inconvévients d'une stimulation trop active & chercher d'abord à réveiller les fonctions de la peau, si souvent inactives chez les chlorotiques, ce qui eft ici d'une grave importance. Il arrive, en effet, qu'avec ce réfultat obtenu, l'on imprime à la maladie une phafe nouvelle d'amélioration, dont on seconde enfuite les effets par l'adminiftration de l'eau minérale en boisson.

Que s'il s'agit de chlorofe subordonnée à l'élément lymphatique, l'on pourra, dès le début, unir à la balnéothérapie l'emploi de l'eau minérale à l'intérieur; dans ce cas, la source de l'Hôpital d'abord sera utilifée conjointement avec d'autres sources sulfureufes, comme la source du Parc ou la source Lucas, que l'on se propofe de rétablir prochainement.

L'élément sulfureux, dans les chlorofes de

nature lymphatique, où s'obſerve la suppression ou l'irrégularité de l'écoulement menstruel, eſt fort bien indiqué en ce cas pour rétablir cette fonction déviée ou pervertie.
Maintes fois nous avons conſtaté, sous ce rapport, les bons effets de l'aſſociation de l'eau de
l'Hòpital & de la source du Parc, quelques
fois de la source Chomel, priſes alternative-
ment, l'une le matin & l'autre le soir; la
source Lucas répond mieux encore à cette indication, le principe sulfureux y étant plus
appréciable.

Une fois la tolérance bien établie & quelques modifications dans un sens favorable
ayant été obtenues, les eaux ferrugineuſes interviendront alors & fort utilement pour hâter le retour des forces vers l'état normal; la
source de Meſdames ou celle des Céleſtins
(nouvelle source), sont alors indiquées pour
rendre au sang l'élément globulaire & son
principe ferrique.

Dans les cas de chloroſe très-avancée, de
chloro-anémie conſtitutionnelle, nous croyons
avec le docteur Petit, que la source ancienne
des Céleſtins offre des avantages réels, non pas
dès le début, mais succeſſivement, après une
médication préalable puiſée à d'autres eaux
moins actives; médication thermale de prépa-

ration pour ainſi dire, inſtituée à la source de l'Hôpital, par exemple, & qui n'a d'autre but en quelque sorte que de sonder les diſpoſitions organiques du sujet & le préparer à recevoir l'impreſſion d'un traitement minéral plus énergique.

Obſervons, en effet, que dans ces chloro-anémies profondes, il importe d'agir prompte-ment, de réveiller cette sorte d'atonie générale des tiſſus frappés d'inertie, & la source an-cienne des Céleſtins préſente sous ce rapport de précieuſes indications. L'expérience pra-tique en a dès longtemps confirmé les réſul-tats utiles, notamment dans ces cachexies pa-ludéennes graves qui ont avec la chloroſe une certaine analogie, sinon des liens fort in-times.

En dehors des eaux priſes en boiſſon, ther-males ou froides, ferrugineuſes ou seulement alcalines, que nous offre Vichy, se trouve non moins bien indiquée la balnéothérapie. Les bains prolongés ou non pris à l'établis-sement de l'Hôpital, s'il exiſte un état ner-veux spécial ; au grand Etabliſſement, dans le cas contraire ; ces bains, dis-je, sont l'ad-juvant indispensable de la médication. Ils agiſſent efficacement, à titre d'agents de ré-vulſion, sur la peau dont il faut ranimer les fonctions à tout prix. Les douches à percussion, dirigées soit sur les lombes, soit sur les extrémités et administrées de deux jours l'un, pendant dix à vingt minutes, constituent aussi un agent précieux pour réveiller la calorification languissante & ranimer la circulation générale. On doit également les considérer comme de puissants agents de révulsion.

Mais un symptôme qui chez les chlorotiques persiste souvent, en dépit de tous les moyens employés contre lui, est la constipation, entretenant par son opiniâtreté la lenteur des fonctions digestives & du mouvement nutritif. L'un des moyens fort utiles, efficaces dans quelques cas de chloroses entretenues par l'irrégularité de la menstruation, est la douche ascendante, prise avec l'eau de la source de l'Hôpital, alors qu'il existe une certaine susceptibilité des voies digestives & des organes de la génération. Sa durée ne doit pas excéder dix minutes; mais, au début, quelques minutes suffisent. On les administre tantôt dans l'intestin lui-même, tantôt à l'extérieur, sur la région anale ou du périnée. Administrées dans le rectum, elles n'agissent pas seulement comme moyen évacuant; mais par la percussion de la colonne d'eau contre les parois de l'intestin, elles réveillent la tonicité muſculaire de l'organe affaibli, raniment ses sécrétions inactives et provoquent, du côté de l'utérus, un certain mouvement fluxionnaire. Cette indication se préſente dans l'aménorrhée, l'irrégularité du flux menſtruel & le catarrhe de l'utérus ou la leucorrhée. En pareille circonſtance, la douche aſcendante externe, dirigée sur l'ouverture du vagin et du périnée, appelle la fluxion de ce côté, ce qui eſt surtout important dans l'aménorrhée temporaire, la déviation des règles ou leur irrégularité, symptômes qu'il importe de combattre chez les chlorotiques.

Mais l'application de ce moyen d'action doit être attentivement surveillé, pour peu qu'il exiſte quelques phénomènes d'irritabilité vers les organes digeſtifs. Malgré toute l'efficacité de la douche aſcendante, on ne parvient pas toujours à triompher de la conſtipation invétérée. C'eſt le cas alors de recourir à l'emploi des purgatifs salins pris à doſes très-fractionnées dans le premier verre d'eau minérale. D'autrefois, il faut recourir aux pilùles de poudre de belladone, prises à jeûn, à la doſe de 3 à 4 centigrammes de poudre, pour chaque pilule, & suſpendre auſſitôt l'effet obtenu. Dans quelques cas, on ajoutera au médicament précédent l'aloës ou même

l'extrait de Belladone, 1 centigramme, uni
à 3 centigrammes de poudre Belladone, pour
une pilule. J'indique ces moyens adjuvants,
ayant eu moi-même sujet d'y recourir avec
avantage & conjointement avec les agents de
la médication thermal que je viens de signaler.
Mais alors la conſtipation était des plus opiniâtres et avait jusques-là réſiſté énergiquement à l'enſemble des médicaments employés
et surtout aux purgatifs salins, dont l'action
purement temporaire était devenue impuis-
sante.

DU TRAITEMENT HYDRO-MINÉRAL

DE VICHY

A DOMICILE

DANS LA CHLOROSE

———

S'il eſt une affection où il importe de sonder
en quelque sorte les dispoſitions de l'organisme
à l'égard d'un traitement thermal à lui appli-
quer, c'est bien la chlorofe. Si donc on se
propoſe de recourir à cette intervention puis-
sante, & que l'on puiffe suffire aux exigences
d'un prochain déplacement, il eſt, en ce cas,
on ne peut plus utile de préluder à ce traitement par l'emploi des eaux minérales exportées. L'on appréciera d'autant mieux ainsi
les reffources que l'on peut tirer de la médication thermale, en considérant comment,
sous cette influence du traitement à domicile,
va se comporter l'organiſation malade; car,

ainſi que nous l'avons conftaté, ce n'eſt pas
la nature même de la maladie, préfentant de
prime-abord toutes les indications au traitement minérale qui doit guider ici le praticien;
mais bien la nature, les conditions ou l'idio-
syncrasie de l'organiſme qui en est atteint;
c'eſt là le thermomètre, en quelque sorte,
qu'il faut avant tout confulter; & pour exercer sur le malade une impreffion favorable ou
non, c'eſt dans l'intervention même des eaux
minérales exportées que l'on doit la rechercher. Car, si ce traitement, aidé de tous les
adjuvants, eſt suivi d'insuccès, l'on aura dès-
lors de grandes préfomptions à invoquer contre la médication thermale de Vichy. Il faut
alors attendre : le moment sans doute n'est
point encore venu. Que si, au contraire, l'on
obtient une amélioration senfible ou manifeſte,
l'on déduira de cette expérience toujours utile
l'indication du traitement thermal. Ajoutons
que cette tentative n'entraîne aucun danger,
& que, dans tous les cas, elle conftitue le
meilleur mode de préparation à la thérapeutique des eaux que l'on inftituera plus tard à ·
Vichy.

Dans les circonftances mêmes où il s'agira
de chlorose récente, non encore invétérée dans
l'organiſation, le traitement à domicile suffira

bien souvent pour dissiper les symptômes précurseurs de l'affection, & cela dans un assez
court délai. Pour obtenir ce résultat important, il faut avoir grand soin de commencer
le traitement des eaux dès le début de l'affection ; l'on abrégera de la sorte toute une série
de désordres fonctionnels, qui jetteront sur
l'existence les plus sombres impressions.

Ce début se fait apprécier par les malades
elles-mêmes & se traduit par une sensation générale de langueur & de faiblesse progressives,
l'inappétence, les troubles digestifs, et plus
tard, le bruit de souffle sur le trajet des vaisseaux du cou ; mais ce symptôme appréciable
pour le médecin seul. Puis, ce qui est surtout
important & perceptible pour chaque malade,
ce sont les perturbations que subissent insensiblement les fonctions de la peau, qui devient
à la longue sèche, aride & froide. La chaleur
animale perd donc à son tour le développement normal qu'elle avait auparavant, &
les extrémités se ressentent surtout de cet
incident ; elles restent souvent froides, on
est obligé de recourir à la chaleur artificielle
pour rétablir momentanément l'équilibre.

Ce sont là des symptômes qui doivent
éveiller l'attention des malades & les solliciter
à user des moyens de traitement préventif,

dont les eaux minérales, certes, conftituent l'un des plus efficaces.

Lorfqu'il eft queftion du traitement à domicile, les eaux auxquelles il convient de donner la préférence doivent être prifes aux sources froides des *Céleftins* (source du Rocher), de *Mefdames*, d'*Hauterive*. J'exclus ici, & à deffein, la source Lardy, qui supporte fort mal le tranfport & s'altère rapidement, tant au point de vue de sa température que de ses propriétés ferrugineuses, sur lefquelles s'exercent, paraît-il, plus intimément l'action oxydante de l'air.

La source des Céleftins eft de toutes la plus ferrugineufe & l'une des plus arfénicales de Vichy; nous l'avons déjà signalée. Elle offre donc ici des indications précifes, particulièrement dans la chlorose liée au lymphatisme. L'ufage des eaux minérales ainfi prefcrit, en dehors des thermes, devra néceffairement être prolongé, avec quelques intermittences observées d'après les réfultats obtenus ou la tolérance de l'organifation.

Ce n'eft, en général, qu'après deux & trois mois d'application des eaux transportées & à des doses journalières de trois & quatre verres, que l'on peut efpérer des réfultats intimes & durables, en impofant parfois une interruption de quelques jours seulement à cette médication. Celle-ci sera secondée, bien entendu, par l'emploi méthodique des bains d'eau douce, pris tous les deux jours au moins & minéralifés d'abord avec les sels naturels, & enfuite avec les eaux-mères de Vichy, dont nous avons déjà signalé l'efficacité.

Tendre à ranimer les fonctions de la peau, dans une affection si complexe, qui règne trop souvent à l'état de diathèse, ou dans laquelle tout l'organifme eft entrepris, eft d'une importance capitale, nous l'avons précédemment développé. Nous ajouterons que ces bains, contenant en solution les eaux-mères de Vichy, de 2 à 8 & 10 litres pour un bain (l'eau-mère ayant une densité de 24 à 26 degrés à l'aréomètre ou pèse sels), ces bains ainfi minéralifés produiront, non seulement sur la peau, mais sur les fonctions de l'utérus, une action favorable pour rappeler la fluxion menftruelle déviée ou pervertie. Nous avons utilement eu recours à cette intervention puiffante, qui peut, sous bien des rapports, être affimilée à celle des *eaux chlorurées sodiques faibles*. Il est vrai que les eaux sulfureufes semblent mieux appropriées, surtout à l'époque de la puberté, par leurs propriétés stimulantes, plus aptes à imprimer à l'organifme cette excitation néceffaire à l'établiffement des fonctions menstruelles. Mais il s'agit ici des eaux prises *intùs* & *extrà*, & dans cette circonftance l'on pourrait momentanément affocier ces eaux sulfureuses en boiffon au traitement indiqué. Or, nous parlons ici de la médication externe : « Ces bains, additionnés d'eaux-mères, dit » M. Trouffeau, n'agiffent pas seulement sur » les points avec lesquels ils sont mis en con- » tact : ils agiffent manifeftement sur l'état » diathéfique. » Dans les chlorofes liées à la scrofule, on peut donc tirer un parti fort important de ces eaux-mères de Vichy qui, ne renfermant que quelques traces d'acide iodhydrique & d'iodure de sodium, n'en témoignent pas moins d'une certaine énergie active, efficace.

Nous n'avons jamais obfervé, sous leur influence, les accidents que signale M. Rotureau au sujet des bains d'eau salée de Nauheim : tels que rougeur intenfe à la peau, démangeaifons pénibles, palpitations, dyspnée, bourdonnements d'oreille, &c. Nous dirons seulement qu'il faut s'abftenir des bains d'eaux-mères lorsqu'il exifte une plaie quelconque, des ulcères, ou lorsqu'eft survenu un éryfipèle confécutif à l'emploi intem-

peftif ou abufif de ces bains sur-minéralifés.
Avec le réveil des fonctions de la peau, sous
l'empire de cet agent, l'on obfervera une amélioration progreffive du còté des voies digeftives, dont l'intégrité se-lie si intimement à la régularité des fonctions de la peau. L'on devra,
bien entendu, procéder avec méthode, & une
surveillance attentive dans l'adminiftration de
ces bains, la dose progreffive d'eaux-mères
& la durée de l'immerfion.

Dès qu'il est queftion du traitement de
Vichy à domicile, on ne saurait difpofer de
l'enfemble des reffources que conftitue la médication thermale, dont les divers appareils
balnéaires s'adaptent à une série d'indications
utiles. Les douches à percuffion, comme les
douches afcendantes & les appareils à irrigations internes, ne sont plus à la difpofition des
malades, s'il importe d'y recourir pour seconder les effets produits par les eaux elles-
mêmes.

Si donc il y a lieu de combattre ce symptò-
me dont nous avons parlé déjà, la conftipation, qui parfois réfifte longtemps aux moyens
qu'on lui oppofe, nous donnerons aux malades le confeil de s'abftenir surtout de l'ufage
habituel des lavements, qui ont l'inconvénient
grave d'entretenir encore cet état d'inertie de

l'inteſtin, d'où réſulte l'atonie de l'organe &
par suite la conſtipation. Mieux vaut en ce
cas recourir à la belladone (poudre & extrait
réunis) d'après les doſes précédemment indiquées : une pilule le matin à jeûn, & successivement deux jusqu'à cinq, sans excéder
cette dernière doſe.

Poudre de belladone et extrait, de chaque,
1 centigramme pour une pilule.

Il eſt fort rare qu'avec le concours du traitement minéral l'on soit obligé d'atteindre
le chiffre de cinq pilules ; deux à trois suffisent, & toujours celles-ci doivent être prises
en même temps, pour être abandonnées dès
que les selles sont devenues régulières. Une
cuillerée à café d'huile de ricin, prise le soir
en se couchant & conjointement avec la
belladone, priſe le matin, eſt auſſi un moyen
efficace qui réuſſit dans la généralité des cas.

Les purgatifs salins sont, en général, sans
effet perſiſtant dans cette circonſtance, en
raiſon de leur action fugitive temporaire.

Nous avons expoſé les conditions à imprimer au traitement de Vichy inſtitué en dehors
de l'établiſſement, & tel qu'il nous a été donné d'en obſerver les réſultats favorables dans
la chloroſe. On comprend ici que les reſſources thérapeutiques qu'il offre aux malades

doivent surtout être secondées par tous les modificateurs hygiéniques, puifés : soit dans l'alimentation reconftituante & l'exercice en harmonie avec les forces, soit dans les éléments qui nous entourent.

Les malades, en effet, ne doivent pas oublier que, soumis à la médication des eaux ferrugineufes & arfénicales de Vichy, ils trouveront, dans le grand air & le soleil, d'une part, & les aliments reconftituants, de l'autre, les succédanés du fer indifpenfables au succès qu'ils sont en droit d'en attendre. Cette indication eft particulièrement rigoureufe à remplir, si l'on ne veut être exposé à voir échouer, dans ses effets consécutifs, l'usage des eaux minérales exportées & les moyens thérapeutiques ou balnéaires appropriés aux phafes de la chlorofe.

DU VERTIGE STOMACAL

—

SES CAUSES & SON TRAITEMENT.

———

Nous avons à faire à l'une de ces affections qui coexifte par fois avec la chlorofe, se lie affez souvent à la dyfpepfie, dont elle semble une manifeftation, & qui, quoiqu'oubliée dans la plupart des traités spéciaux, sans doute parce qu'elle reste méconnue, n'en eft pas moins fréquente & cruelle par ses récidives. Elle eft plus fréquemment, peut-être, obfervée chez les femmes, & se rencontre affez souvent dans le monde ecclésiaftique & les maifons religieufes, ainfi qu'il m'a été donné de le conftater. Ces motifs témoignent de l'intérêt que doit nous infpirer une telle affection, qui nous semble plus que tout autre, peut-être, jufticiable des eaux de Vichy, & auffi du traitement hydro-minéral à domicile, lequel agit, en ce cas, avec une

14

prompte efficacité. Qu'eft-ce donc que le vertige stomacal, si souvent méconnu dans la
pratique des eaux, comme ailleurs, & que
les anciens qualifiaient de *vertigo gyrosa* ou
vertigo a stomaco lœso?

. M. le profeffeur Trouffeau, qui place les
eaux de Vichy transportées au premier rang
dans la cure de cette maladie, confirme que
d'illustres praticiens se sont mépris sur sa
nature, M. Bretonneau entr'autres, comme
unie étroitement avec la pathologie du cerveau;
il n'en n'est rien pourtant : « Le vertige sto-
» macal, fréquemment méconnu, dit le savant
» profeffeur, donne lieu à des accidents sou-
» vent confidérés comme dépendant d'un état
» congeftif du cerveau & les moyens à l'aide
» defquels on cherche alors à les combattre,
» loin de les faire cefler, les aggravent. Une
» médication qui m'a rendu de grands servi-
» ces, & celle à laquelle je recours souvent
» chez mes malades, eft fondée sur les pré-
» parations amères & les alcalins, qui jouent
» ici un rôle important. De concert avec les
» premières, on donne aux malades des eaux
» minérales naturelles, telles que celles de
» Vichy, qui semblent agir surtout par leurs
» principes alcalins, mais dont la dofe ne
» doit pas être portée à plus de deux verres

» par jour. » On peut également recourir aux sources alcalines & ferrugineufes, confirme M. Trouffeau ; car les toniques sont en général indiqués dans cette maladie, & les eaux de Vichy répondent par leurs eaux ferrugineufes de *Mesdames*, des *Céleftins* & d'*Hauterive*, à cette double indication.

Le vertige stomacal eft une forme particulière d'affection nerveufe de l'eftomac, d'affez courte durée lorfqu'elle apparaît, & fréquentes sont ses récidives. Rare dans l'âge adulte, on l'obferve plus habituellement dans la période de 45 à 60 ans, & même au-delà. Les fonctions digeftives sont tout d'abord le siège de troubles, tels qu'un sentiment de chaleur infolite, d'ardeur à l'épigaftre, de renvois acides, de naufées, de conftipation alternant parfois avec la diarrhée ; du côté des centres nerveux, se produisent des éblouiffements, dès que le malade lève la tête en haut, & les objets semblent tourner autour de lui, puis les maux de cœur arrivent. Dans l'immobilité, les yeux étant fermés & la tête légèrement inclinée en bas, tous ces phénomènes difparaiffent ; mais, si le malade tourne brusquement la tête en arrière, surviennent les naufées, le vertige & les vomiffements. Au lit, dans la pofition horizontale, s'il fait quelques mouvements rapides, sous l'impreffion d'un rêve agité, le vertige survient auffitôt. Il lui semble qu'il tourne, dit M. Trouffeau, dans le sens de la verticale, & ce malade, comme à la broche, croit décrire un cercle rotatoire.

Il peut être affailli dans ses promenades au dehors; la vue seul d'objets rayés, de barrière avec grille, d'étoffes à raies verticales, suffit pour rappeler les vomiffements, les naüsées & les hallucinations; puis la démarche devient vacillante, mal affurée. L'approche d'une voiture qui passe rapidement détermine parfois l'exagération de tous les symptòmes, auffi bien que l'éternûment, la toux & tout mouvement vif ou spontané.

Dans ces conditions, le mal de cœur est odieux & en tout semblable au mal de mer ou à cet état écœurant qui le précède. Cet enfemble de phénomènes a donc été comparé, avec raifon, à la maladie du vaiffeau. Mais il faut se garder d'y voir la moindre trace d'un symptôme indiquant une congeftion imminente du cerveau, & chercher à en prévenir les atteintes purement imaginaires : la saignée, les sangfues, les purgatifs sont absolument contre-indiqués & ne peuvent qu'aggraver la situation; de funeftes déceptions suivraient une pratique auſſi imprévoyante que malheureuſe.

On a conſidéré cette maladie comme une névrose de l'eſtomac, terme auſſi ambigu qu'élaſtique & s'adaptant à toutes les éventualités morbides, où le ſystème nerveux domine la scène. D'autres l'ont enviſagée comme un phénomène nerveux simple, se paſſant dans l'appareil nerveux, une affection temporaire & superficielle de ce ſystème. Au reste, il eſt sans gravité, malgré ses récidives, à la la condition toutefois que le praticien ne s'en laiſſera pas impoſer par l'aſpect qu'il peut offrir, & qu'il saura lui oppoſer une médication qui s'adreſſe à la cause même & non à l'expreſſion symptòmatique.

Les eaux de Vichy, avons-nous dit, ont une priſe immédiate sur cet état maladif, comme auſſi sur ses récidives, que ce soit la médication thermale elle-même qui intervienne ou les eaux minérales transportées, avec le concours du traitement par les toniques amers déjà signalés.

Nous avons eu l'occaſion d'obſerver à Vichy quelques cas de vertige stomacal bien accuſés. L'un d'eux, entr'autres, était relatif à une religieuſe, supérieure d'un hòpital de province, âgée de 48 ans; les fonctions mens-

truelles avaient difparu depuis quelques années & elles n'avaient jamais été d'une régularité parfaite. De plus, à chaque époque,
elle était exposée à des accidents du còté du
cerveau, des maux de tête plus ou moins
violents, accompagnés souvent d'éructations
acides, de naufées, parfois de vomiffements.
Avec la ceffation des règles, tous ces symptômes difparurent spontanément; mais depuis
quelques mois était survenue chez elle toute
une série de troubles fonctionnels, qu'elle
confidérait comme alarmants. A certain jour,
elle éprouvait, sans intermittences régulières,
de l'héfitation dans la démarche, des hallucinations de la vue, des tintements d'oreilles ;
puis, quelques heures après, à propos d'un
mouvement quelconque, les vomiffements
précédés de hauts de cœur, les murs & la
maison tournaient autour d'elle, elle s'affais-
sait sur elle-même & l'on était obligé de la
tranfporter dans sa chambre.

Depuis longtemps, les fonctions de l'eftomac étaient irrégulières ; cet organe était le
siège de troubles dyfpeptiques variés. Le
manque d'appétit était habituel, les diges-
tions lentes, laborieufes, & la peau fonctionnait mal. Cette malade était fort occupée, se
livrait à des travaux qui entraînaient une

certaine contention d'efprit, obfervait rigoureufement toutes les pratiques religieufes,
le jeûne & l'auftérité du régime pendant le
carême. Sa pofition de supérieure lui en faisait, difait-elle, un devoir. Bref, elle vint à
Vichy, le moral très-affecté sur sa pofition.
L'eau de la source de l'*Hôpital,* qu'elle toléra
très-bien, lui fut ordonnée pendant quelques
jours; puis l'eau de la source *Mesdames,* dont
elle but jufqu'à cinq verres par jour; mais
nous prefcrivîmes en même temps, et tous les
jours, de une à deux infufions théïformes de
quaffia amara, avec addition d'une cuillerée
à bouche de vin de quinquina; puis les bains
de l'Hôpital & quelques douches à percuffion
dirigées sur les extrémités : le traitement fut
inftitué & obfervé ainfi pendant son séjour à
Vichy.

Les réfultats se firent bientôt apprécier; ils
furent des plus satisfaifants & aucune crife
vertigineufe ne survint pendant le traitement.
La malade quitta donc Vichy fort raffurée &
se confidérant guérie, lorsque trois semaines
environ après son retour, une crife éclata
avec toute la mife en scène que nous avons
expofée plus haut. Les nauféès revinrent,
comparables au mal de mer, écrivait-elle, la
démarche mal affurée, & en montant à sa

chambre, les efcaliers femblaient danfer devant elle ; des vomiffements de matière glai-
reufe, enfin les mêmes hallucinations de la
vue qu'auparavant. Nous conseillâmes aus-
sitòt les eaux de Vichy exportées (la nouvelle
source des Céleftins), succeffivement deux &
trois verres par jour, les infufions toniques
précédentes, avec ufage habituel de vin de
quinquina. Après huit jours, aucune récidive
ne survint. Le traitement prolongé ainsi,
pendant quarante jours, avec quelques bains
minéralifés par les sels de Vichy, pour opérer
à la peau une révulfion favorable, aucun accident ne s'eft reproduit, nous a confirmé la
malade, depuis bientòt un an. Cette obfervation eft concluante & témoigne en faveur des
eaux minérales alcalines, mais particulièrement de nos sources ferrugineufes froides,
dont l'action eft surtout efficace lorsque, ce
qui arrive affez souvent, le vertige stomacal
se lie à la chlorofe, qui semble exercer une
influence manifefte auffi sur son développe-
pement.

Les caufes de cette affection paraiffent être
l'excès de travail intellectuel, la contemplation pouffée à l'extrême, le jeûne & les privations volontaires ; puis sans doute un état
spécial du système nerveux trop fufceptible,

trop excitable, toutes les circonftances débilitantes enfin, qui exercent à la longue, sur
l'organifme, une certaine dépreffion, en exaltant la fenfibilité des centres nerveux.

Il peut encore arriver que le vertige stomacal soit un symptôme pur & simple d'une
léfion calculeufe des reins ou du foie ; mais
dans ce cas le diagnostic eft facile.

Si au contraire on l'obferve chez les vieil-
lards avancés en âge, il peut annoncer une
hémorragie imminente du cerveau, ou son
ramolliffement. Il faut alors se tenir en garde
contre toute déception, car ici les eaux de
Vichy contre-indiquées ne pourraient que
précipiter l'évolution de la maladie & tout
aggraver. Dans toute autre condition, alors
qu'il s'agit du vertige stomacal effentiel, mais
qui ne laiffe pas que de semer l'épouvante
autour de lui, il importe d'affocier aux
eaux minérales de Vichy un régime tonique
& subftantiel, l'exercice modéré, la radiation
solaire. Au refte, le traitement de cette maladie eft à peu de chose près identique à celui
de la dyspepfie, dont nous avons expofé déjà
les attributs & la thérapeutique.

DU JEUNE PROLONGÉ

ET DE SON INFLUENCE MORBIDE

CHEZ L'HOMME & CHEZ LA FEMME

Dans la plupart des maisons religieuſes eſt inſtitué le jeûne, avec des conditions plus ou moins rigoureuſes d'auſtérités habituelles ou temporaires.

Chez les Trapiſtes, cette rigueur imposée au régime alimentaire eſt pouſſée si loin, qu'il faut être doué d'une organiſation robuſte pour y suffire, & de plus faire intervenir tous les éléments d'hygiène acceſſoire, comme la radiation solaire & l'influence permanente du grand air, *pabulum vitæ*, pour réſiſter efficacement à cette abſtinence volontaire. L'ordre religieux dont nous parlons eſt aſſujetti au régime végétal, conſtitué par des légumes préparés au sel & à l'eau. Le laitage eſt aſſocié à cette diète habituelle; mais les œufs, le poiſſon & surtout la viande en sont exclus (1).

A diverſes époques de l'année, sont instituées des preſcriptions plus spéciales & plus strictes. L'abſtinence ou le jeûne devient plus rigoureux encore. Ainſi, depuis le 14 septembre jusqu'au carême, la sévérité se prononce davantage : un repas unique eſt institué à quatre heures du soir pendant toute cette période. A l'époque des fêtes de Pâques jusqu'au 14 septembre, un principal repas a lieu à onze heures & demie du matin, & une collation à six heures du soir; mais la viande, le poiſſon & les œufs sont autoriſés, dans cet ordre, pour les malades seuls. Ce que nous diſions donc précédemment se confirme, & l'on comprend que si la conſtitution n'eſt pas douée de toute l'énergie physique néceſſaire, il eſt difficile de ne pas être exposé à certaines affections, dont les voies digeſtives sont le point de départ. Nous avons pris cet ordre religieux pour exemple, parce que, de tous,

(1) Nous tenons ces renseignements de notre savant confrère, le révérend Marie Ephrem, docteur-médecin à la Trappe d'Aiguebelle, et qui a bien voulu avoir l'obligeance de nous les transmettre, sur notre demande Nous lui en exprimons ici notre sincère gratitude.

il eſt aſtreint à l'auſtérite la plus sévère dans le régime habituel. Après les Tra-pistes, vient, sous ce point de vue, l'ordre des Chartreux, dont l'abſtinence eſt perma-nente, *etiam in articulo mortis.* Le laitage, les œufs & le poiſſon y sont autorisés. Puis, l'ordre des Carmes, des Dominicains, des Bénédictins, dont la vie studieuſe eſt aſſujettie à l'abſtinence trois fois la semaine. Enfin, les Carmélites, les Jéſuites, les Clariſſes & les Visitandines, ces dernières n'ayant point à subir d'auſtérités corporelles de règle, mais vouées à l'enſeignement.

Dans la plupart de ces ordres, il s'en faut que toutes les organiſations soient également douées des éléments de réſiſtance vitale, qui leur permettent de suivre impunément l'abs-tinence dans le régime qui leur eſt impoſé. Celui-ci devient une cauſe prédiſpoſante habi-tuelle d'affeſtions variées du tube digeſtif, où les Eaux de Vichy tranſportées seront d'une efficacité d'autant plus aſtive qu'on les utili-sera au début & conjointement avec le traite-ment balnéaire, dont nous avons expoſé les reſſources.

La plupart de ces affeſtions ont donc leur principe dans une alimentation insuffiſante & parfois maintenue trop longtemps; auſſi les

voies digeſtives sont-elles des premières atteintes & leurs maladies d'autant plus fréquentes que l'auſtérité de certains ordres y eſt
plus rigoureuſe. La dyſpepſie eſt certes la
forme la plus commune que l'on y obſerve
chez les hommes & aſſez souvent la gaſtralgie
chez la femme. Ces deux affections sont, en
général, & surtout la première, directement
juſticiables des Eaux & du traitement de Vichy; mais à la condition déjà signalée, que
ces eaux minérales seront appropriées, moins
au caractère de la maladie qu'à la conſtitution
du malade qui en reçoit l'influence. L'utilité
des eaux alcalines & ferrugineuſes surtout se
déduira des conditions conſtitutionnelles ou
diathéſiques inhérentes à chaque individu &
de l'expérience faite, sur chaque malade, du
traitement de Vichy à domicile.

Un précepte que l'hygiène impoſe en quelque sorte comme une règle, c'eſt de subor-
donner le régime alimentaire aux exigences
qui reſſortent de chaque conſtitution individuelle, de l'âge, du sexe, de la saiſon & du
climat; ainſi, chez les perſonnes où domine
l'appareil nerveux, le régime doit être tout
différent de celui qui convient aux individus
chez qui prédomine l'appareil locomoteur. Il
faut donc se comporter auſſi suivant les dis-

15

poſitions organiques acquiſes. Impoſer un régime uniforme à tout un enſemble de personnes d'âge & de sexe différents, eſt une
première infraction aux lois de l'hygiène, infraction que l'on ne saurait commettre impunément & qui, tòt ou tard, amène des troubles
fonctionnels variés dont on comprend la manifeſtation. Ajoutons comme correctif que la
tempérance, il eſt vrai, eſt la source de la
santé & de toutes les qualités morales; mais
cette tempérance n'eſt & ne peut être que relative & doit être appropriée aux conditions
intimes de l'organiſme individuel.

En général, il faut à l'homme qui se trouve
dans l'état normal, & par jour, une alimentation suffiſante, que le docteur Cheyne évalue
à 8 onces de viande, 12 de pain ou de quelque
autre nourriture végétale, et 16 onces
(400 grammes environ) de bon vin ou de liqueur fermentée analogue. On peut, il eſt
vrai, vivre & se bien porter avec moins d'aliments, & si nous ne reconnaiſſons pas ici l'application d'une règle numérique, nous savons
du moins qu'il faut se comporter suivant le
genre de vie adopté & proportionner son alimentation à l'activité phyſique comme aux
exigences de chaque conſtitution individuelle.

L'âge adulte eſt celui où toutes les fonctions

s'accompliffent avec la plus grande somme
d'énergie, suivant l'aptitude du tempérament,
dont le degré de force mefure les conditions
les plus favorables à cet accompliffement; il
en réfulte que l'abftinence aura des effets d'autant plus nuifibles que l'individu jouira d'une
conftitution plus forte & sera plus jeune.

L'abftinence volontaire & incomplète, telle
que nous la voyons obfervée dans la vie ec-
cléfiaftique & les maifons religieufes, exerce
une influence différente sur l'organifation normale, suivant la nature de l'aliment ou de la
boiffon dont on eft privé. On va même jufqu'à
modifier complètement la conftitution par un
régime exclufif longtemps impofé; d'un autre
côté, il eft hors de doute qu'un régime exclufif
longtemps soutenu prédifpofe à certaines
affections. On doit donc, pour maintenir
l'équilibre néceffaire à la santé, modifier son
régime ordinaire suivant les conditions atmos-
phériques, ou de saifon ou de climat; même
dans certaines circonftances épidémiques, on
doit s'attendre à voir la conftitution médicale
sévir avec d'autant plus d'intenfité chez les
perfonnes qui s'impofent une diète trop abfolue, fondée sur les végétaux, par exemple, à
l'exclufion du régime animal; en pareil cas,
il eft urgent de faire intervenir simplement, à

titre de moyen d'hygiène, tous les éléments d'une reconftitution organique, d'une alimentation reconftituante dans laquelle les eaux minérales de Vichy tranfportées joueront un rôle important, soit pour rendre à l'organifme les conditions de réfiftance vitale qu'il importe d'oppofer au génie épidémique, soit dans le but de rétablir l'équilibre des fonctions digestives troublées ou perverties.

Ce que nous établiffons ici aura surtout son indication chez les femmes affujetties à l'auftérité d'une diète rigoureufe, plus pénible pour elles, en général, que pour l'homme, dans la même situation de régime & d'exiftence.

Lorfqu'il exifte une prédifpofition plus ou moins accufée à la scrofule, l'abftinence ne peut être longtemps maintenue sans quelques accidents plus ou moins imminents. Dans ce cas, un régime réparateur, des viandes fort animalifées, l'ufage habituel du vin, de quelques stimulants, telles sont les prefcriptions diététiques à impofer aux scrofuleux, aux rachitiques, comme aux individus affectés du scorbut de terre.

Il ne faut pas oublier que dans les conditions de tempéraments spécifiés, si le jeûne eft prolongé rigoureufement & surtout à une heure avancée du jour, l'eftomac ne tarde pas à perdre cette propriété de supporter les aliments ; ce n'eſt plus alors qu'avec une grande difficulté qu'il digère même les plus légers, & souvent il les rejette par le vomiſſement.

Nous avons eu l'occaſion d'obſerver & de traiter, à Vichy, quelques eccléſiaſtiques & religieux de certains ordres, auxquels le jeûne était devenu si intolérable par les accidents gaſtriques qu'il provoquait, qu'ils furent obligés de venir demander à nos eaux minérales les reſſources indiſpenſables à leur état général. Chez l'un d'eux, l'eſtomac n'était le siége d'aucune douleur, mais cet organe ne supportait aucun aliment solide, tous étaient indistinctement rejetés, une heure environ après le repas, & cela, sans altération appréciable. Au contraire, certains aliments liquides étaient bien tolérés & aſſimilés : le bouillon gras, le vin, quelques potages féculents ; mais le pain, la pomme de terre & la viande étaient expulsés par le vomiſſement. Le malade en était arrivé à un degré de maigreur & de faibleſſe manifeſtes ; & d'après les antécédents fournis par lui, il fallait attribuer à l'auſtérité du jeûne un tel état organique. D'ailleurs, il n'exiſtait aucune léſion d'organe, mais un trouble fonctionnel pur & simple des voies digeſtives, lequel avait amené à la longue une émaciation

& une faibleſſe générale. Il importait d'arriver
à une prompte reconſtitution de l'organiſme
& surtout de permettre à l'eſtomac de recevoir quelques aliments solides. J'ajoute que
l'eau de la source de l'Hôpital d'abord & celle
de Meſdames enſuite, furent excluſivement
employées & bien tolérées par le malade; les
bains furent utiliſés auſſi, mais à quelques
rares intervalles seulement; le traitement
thermal fut donc inſtitué dans toute sa sim-
plicité, à part quelques douches à percuſſion
sur la partie centrale du rachis.

Or, je dois confirmer ici n'avoir pas encore
rencontré, dans le cours de ma pratique à
Vichy, une obſervation auſſi favorable qui
puiſſe témoigner d'une efficacité si probante
& si prompte des Eaux & du traitement.

Après 25 jours, ce religieux appartenant à
l'ordre des Carmes, où il occupait une poſition influente, quitta notre Etabliſſement,
ayant recouvré la faculté de prendre des aliments solides, en petite quantité du moins, &
ce qui était plus favorable, un embompoint
aſſez senſible. Bref, le mouvement nutritif
avait repris son cours à peu près normal &
les vomiſſements étaient diſparus; mais quinze
jours après être rentré dans ses foyers, notre
malade nous signalait que ses vomiſſements

étaient revenus comme auparavant, & que les aliments liquides seuls n'étaient pas rendus. nous confeillâmes l'ufage immédiat des Eaux de Vichy exportées (source nouvelle des Céleftins), deux verres le matin à jeûn, dont le premier fut coupé avec une infufion froide de *quaffia amara* (2 gram., ââ), puis, au principal repas, vin généreux coupé également avec l'eau minérale. Le régime des eaux alcalines fut maintenu sans interruption, et après la cinquantième bouteille, tout symptôme gastrique avait encore difparu. N'ayant eu, depuis, aucune nouvelle du malade, tout nous fait préfumer une amélioration radicale, sinon un rétabliffement complet. Ajoutons que nous avions affaire ici à un tempérament lymphatique & nerveux, ce qui eft important à noter au point de vue de l'appropriation si intimement efficace des eaux ferrugineufes alcalines exportées, auffi bien que de celles prifes d'abord à la source & dont le traitement avait précédé, il eft vrai.

Les documents fournis par le malade confirment que cette affection spéciale de l'eftomac provenait de l'état de vacuité trop longtemps impofé à cet organe, sous l'empire du régime adopté; nous eûmes soin de recommander déformais d'avancer l'heure du premier repas pendant tout le délai néceſſaire aux exigences du viſcère trop longtemps combattues.

Les autres obſervations recueillies sur des malades appartenant à la claſſe eccléſiaſtique n'ont pas, il eſt vrai, préſenté les mêmes réſultats immédiats; mais la cure par les eaux minérales, bien que plus prolongée, n'en n'a pas moins été suivie d'amélioration effective, d'effets ultérieurs favorables, qui prouvent l'activité spéciale, intime du traitement indiqué.

Au reſte, perſonne n'ignore la réputation si légitimement acquise des eaux alcalines de Vichy, dont les unes sont alcalines & ferrugineuſes, les autres légèrement sulfureuſes & preſque toutes arſénicales. Il exiſte donc dans cette variété, ainſi que l'a si juſtement affirmé un cercle hydrologique à peu près complet.

L'on n'ignore pas davantage leur spécialité d'action sur les voies digeſtives & le rétablissement des forces générales qui en eſt la conſéquence. C'eſt là l'un des premiers effets du traitement dans les affections en général, où les fonctions digeſtives ont été troublées ou perverties.

Nous conſidérons donc comme un bienfaisant & utile progrès de signaler à l'attention

des maiſons religieuſes aſtreintes à la clôture,
les reſſources fécondes que l'on peut obtenir
de cette médication dans les maladies,
entr'autres, du tube digeſtif, si communes &
si souvent opiniâtres, en raiſon même de la
perſiſtance de la cauſe à laquelle les religieux
sont aſſujettis. Ce traitement par les eaux minérales ne peut avoir rien d'incompatible avec
la pauvreté dont on fait profeſſion dans les
divers ordres; chacun d'eux eſt pourvu de
dotations qui ne sauraient trouver un meilleur emploi que dans l'application des moyens
les plus efficaces à oppoſer aux souffrances
qui s'exercent sur notre pauvre humanité.

Le vœu de pauvreté expire aux limites qui
séparent la santé de la maladie, & alors tous
les soins minutieux, toutes les indications
qu'emporte une thérapeutique rationnelle,
appropriée, intime, qu'il soit queſtion de la
médecine thermale ou non, tous ces éléments,
dis-je, doivent être mis en pratique. Il eſt bien
entendu que nous ne voulons nullement faire
alluſion ici aux règles qui ont trait à l'inviola-
bilité de la clôture; les Eaux de Vichy cons-
tituant un médicament effectif, dont le transport s'opère dans les régions même les plus
éloignées, sans altération en quelque sorte,
dès qu'il s'agit des sources minérales froides.

DES FIÈVRES PALUDÉENNES

Parmi les maifons religieufes qui relèvent de la France & qui se trouvent établies, soit dans nos colonies, soit même sur notre territoire, il en eft plufieurs dont l'habitation exifte au voifinage des marais ou dans des régions marécageufes où la conftitution médicale eft aux fièvres d'accès.

Les individus expofés aux émanations des marais & qui vivent sous cette influence habituelle sont généralement atteints de *cachexie paludéenne*, autrement dit, cet état dans lequel toute l'habitude du corps eft manifeftement altérée. Le malade ne tarde pas à subir une altération profonde de la nutrition, qui se caractérife par l'œdème ou la bouffiffure des tiffus & leur infiltration confécutive, une teinte jaune ou plombée de la peau, un sang trop aqueux & un état de langueur générale; c'est, en quelques mots, le tableau de la cachexie paludéenne.

L'empoifonnement paludéen a donc pour caractère cette altération profonde dans laquelle perfiftent encore certaines léfions fonctionnelles, comme l'engorgement de la rate; puis cet état d'amaigriffement, la flaccidité des chairs, la lenteur de la démarche auffi bien que l'abfence d'énergie phyfique & morale; tel eft l'état confécutif où se trouvent réduits les individus expofés habituellement aux fièvres d'accès, dont l'influence détermine cet état général de l'organifme. Aux fièvres d'accès survit cette léfion caractérifée par l'engorgement de la rate, au même titre que l'anémie, la chlorofe & avec elles les troubles de toutes les fonctions digeftives.

Les eaux minérales de Vichy ont une prife directe, non pas sur la maladie en elle-même, mais sur son état confécutif où perfifte l'engorgement de la rate, avec la proftration des forces, *état chronique* s'il en fut & auquel il faut oppofer une médication chronique. Le quinquina & le sulfate de quinine ne sauraient être ici conftamment employés, & cette médication ne remédie pas à la chronicité; elle n'a d'action immédiate, en quelque sorte, que sur l'élément intermittent; elle peut, à la rigueur, agir auſſi comme tonique à doſes fractionnées; mais son uſage quelque peu prolongé eſt bien près de l'abus & il faut renoncer à son adminiſtration qui, d'ailleurs, ne remédie pas intimément à l'hypertrophie de la rate, contre laquelle se heurtent en vain les anti-périodiques.

Ainſi, là où expire l'action médicale du sulfate de quinine commence l'action reconſtituante & réparatrice des Eaux de Vichy, agiſſant en ce cas non-seulement comme eaux alcalines & ferrugineuſes, mais auſſi comme arſénifères. C'eſt à ce point de vue, trop méconnu juſqu'ici, qu'il importe de se placer pour expliquer ces guériſons, en quelque sorte ineſpérées, ces engorgements conſidérables de la rate réſolus en un laps de temps relativement court, sous l'influence active des eaux minérales. Ces exemples se produiſent chaque année à l'Hôpital militaire, qui reçoit les malades de nos colonies d'Afrique, & quoique rares, ils témoignent néanmoins de la haute efficacité inhérente à cette médication thermominérale si juſtement appréciée en ce cas.

On sait, en effet, toute l'énergie d'action de l'arſenic oppoſé aux fièvres périodiques, auſſi bien qu'aux effets de la cachexie; ce médicament poſſède, on peut le dire, tous les attributs du sulfate de quinine sans en avoir les inconvénients. MM. Boudin, Gilette & nos médecins d'Afrique ont apprécié & préconifé les salutaires effets du traitement arfénical dans la périodicité & son état confécutif; il ne faut donc pas s'étonner de l'influence quelquefois si active des Eaux de Vichy, qui agiffent à la fois, & par l'élément alcalin sur la fibrine en excès dans le sang & par l'arfenic sur l'enfemble des fonctions nutritives & la compofition normale du sang.

Dans l'empoifonnement paludéen, je veux dire la cachexie, les eaux minérales de Vichy doivent surtout être adminiftrées en boiffon, à la dofe de 3, 4 & 6 verres par jour, suivant les indications & progreffivement; on peut auffi les prefcrire en bains, mais avec réferve; car il eft d'obfervation qu'elles déterminent quelquefois le retour des accès. Néanmoins, si l'élément périodique a difparu depuis longtemps, les bains auront une certaine efficacité.

Dans le traitement à domicile, je veux dire en dehors de Vichy, nous avons apprécié les heureux effets produits en ce cas par les Eaux-mères affociées aux sels naturels pour minéralifer les bains; nous retrouvons ici l'action révulfive si énergique opérée sur la peau par les eaux chlorurées sodiques, action qu'il im-

porte de rechercher pour solliciter la régularité des fonctions normales du tégument
externe.

L'un des caractères de la cachexie paludéenne eft non-seulement l'augmentation de
la fibrine & la tendance à la coagulation spontanée, mais encore l'abaiflement des globules
du sang ou la diminution de l'hématofine qui
renferme le fer normal indifpenfable à l'état
phyfiologique. Les eaux ferrugineufes de Vichy
se trouvent donc immédiatement indiquées;
& notons que ce sont celles qui renferment la
proportion d'arfenic la plus appréciable
(3 milligrammes d'arféniate de soude par
litre); cette dofe eft affurément suffifante pour
produire des réfultats curatifs inconteftables
dans l'affection générale qui nous occupe.

Des détails expofés ci-deflus, il réfulte que
les Eaux & la médication thermale de Vichy
sont contre-indiquées tant que perfifte l'élément périodique ou que la périodicité eft encore récente, que les accès intermittents sont
diffipés depuis un court délai; dans ce cas, les
Eaux ne manquent pas de réveiller l'intermit-
tence, les bains plus spécialement peut-être.
Les unes & les autres s'adreflent à l'état cachectique, à l'anémie qui en réfulte, à la pros-

tration des forces, enfin à l'engorgement de la rate ou du foie.

A propos de l'appropriation des Eaux de Vichy dans la cachexie paludéenne, nous ne pourrions que répéter ce que déjà nous avons expofé avec plus de détails dans un autre ouvrage spécial (1); nous y renvoyons le lecteur qui défirerait sur ce point des documents plus explicites.

(1) *L'Orient au point de vue médical.*

DU

RHUMATISME NOUEUX

ET DE SON TRAITEMENT PAR LES

EAUX DE VICHY

Maladie étrange, souvent méconnue, voire même confondue avec certaines autres affections qui préfentent avec la première, en apparence seulement, quelques points de contact : la goutte ou le rhumatifme articulaire chronique. Ces deux derniers n'ont pas la moindre analogie avec le rhumatifme noueux, offrant dans son développement des caractères bien tranchés, qui le différencient des deux affections précédentes : si la confufion se produit sur ce point, il ne faut accufer en ceci que l'inexpérience qui se rattache néceffairement à une maladie dont l'exiftence affez rare, suivant les uns, n'eft, suivant d'autres, qu'une expanfion rhumatifmale ou goutteufe.

La pathologie comparée des climats, chez nous à l'état rudimentaire, accufe auffi bien la fréquence du rhumatifme noueux, que les signes caratériftiques de son exiftence expliquent peu la confufion dont cette maladie a éte le sujet :

Connue en France depuis quelques années, c'est à Haygart que l'on doit d'en avoir le premier signalé l'apparition, en 1805, ou mieux d'en avoir fait connaître les symptômés. Mais jufques-là, confondue avec les manifeflations de la goutte, du rhumatifme articulaire, ou de la diathèfe rhumatifmale, l'on prenait, *ad libitum,* le rhumatifme noueux pour l'une ou l'autre des deux affections indiquées et son traitement était infpiré par le plus aveugle empirifme. Depuis, nos maîtres, MM. Piorry & Trouffeau, nous l'ont fait connaître & nous savons que le rhumatifme noueux eft une affection négative n'ayant pas le moindre trait d'union avec la goutte et le rhumatifme articulaire aigu ou chronique.

Nous l'avons étudiée nous même et sur le terrain ou le milieu qui la produit, je veux dire avec toutes les conditions efficientes qui la provoquent. Dans une excurfion sur les côtes de Syrie, aux environs d'Alexandrette, je fus circonvenu par des Bédouins nomades, qui infeftaient alors cette contrée. Entrainé au milieu de cette population errante, dont mon titre de *médecin* (en arabe *tabib*) me préferva de ses atteintes, j'eus l'occafion d'obferver cinq cas bien conftatés de rhumatifme noueux féviffant surtout sur les membres supérieurs, & envahiffant les phalanges des doigts : les membres inférieurs étaient à l'abri de toute atteinte ; les mains en revanche offraient un afpect bien caractérifé : les doigts simulaient affez la silique d'un radis, afpect fusiforme, et des senfations de craquement très-senfibles se manifeftaient dans les articulations, celles du coude surtout. Il exiftait dans cette région quelques douleurs se produifant le long de l'avant bras. L'intenfité de la maladie préfentait quelques nuances, suivant les individus atteints, mais aucun d'eux n'était réduit à l'immobilité.

Depuis, j'eus l'occafion d'obferver d'autres exemples de rhumatifme noueux, en Theffalie, en Anatolie et sur les côtes méridionales de la mer Noire. Les hommes paraiffaient surtout en être atteints, bien que cette maladie ne soit pas étrangère au sexe féminin, chez qui je l'ai obfervée également, mais bien plus rarement. Les femmes parvenues à l'âge critique, ainfi que des praticiens diftingués l'ont à tort établi, ne sont pas plus expofées à cette affection qui sévit beaucoup plus souvent chez les hommes, du moins en Orient.

Le rhumatifme noueux s'obferve également en Algérie, où j'en ai recueilli des obfervations au couvent de *Staouëli* (aux environs d'Alger), maifon religieuse affujettie, entre autres, au silence le plus abfolu. L'affection se manifeftait ici dans les mêmes conditions que celles expofées plus haut. Elle n'eft pas étrangère en France, il s'en faut, puifque nous avons tous pu en.obferver des faits ifolés dans nos hôpitaux, auffi bien qu'à Vichy, où chaque année nous en amène dans notre clientèle civile.

Le régime alimentaire spécial trop excluffi dont certains végétaux forment la bafe, paraît influer sur la production de cette maladie. On l'obferve le plus souvent à l'âge adulte, de vingt à quarante ans. Elle se manifefte sans fièvre & ne s'accompagne jamais de complications imminentes ou réelles du côté du cœur, de la plèvre ou des poumons, ainfi que le fait se produit strictement dans le rhumatifme articulaire aigu.

Nous avons expofé déjà l'abfence de toute corrélation entre la maladie qui nous occupe et la goutte. Dans la première, en effet, il ne se produit ni tophus, ni gravelle, alors que ces deux signes diftinctifs sont ordinairement inhérents à la seconde.

Cette considération eſt d'une haute importance, au point de vue du traitement thermal
de Vichy, à l'égard duquel on n'aura jamais
à craindre les complications ou le retentiſſe-
ment de la maladie vers quelques organes
nobles, le cœur, le poumon, ou le cerveau.

Du moins on n'aura plus à compter ici avec
ces prédiſpoſitions organiques si communes
dans le rhumatiſme articulaire ou la goutte,
prédiſpoſitions qui aboutiſſent à la migration,
juſte effroi des malades & surtout des médecins.

Ce que nous venons d'exposer confirme
pour ainſi dire l'appropriation directe des
eaux minérales de Vichy au traitement de
cette déſespérante affection, qui, une fois
greffée sur l'individu, ne retrocède jamais si
une médication puiſſante fort active ne lui eſt
oppoſée. Et, en ce cas même, doit-on s'eſti-
mer heureux si on la réduit au *statu quo.*
Toutes les reſſources donc de la balnéothérapie méthodiquement dirigées peuvent lui être
appliquées.

Mais il faut ici des Eaux minérales énergiques par leur degré même de minéraliſation
élevée, et les Eaux minérales *alcalines* &
arſéniſ ères de Vichy nous paraiſſent applicables dans la généralité des cas.

Nous en expoferons prochainement les motifs.

Ainfi que je l'ai vérifié, avec d'autres praticiens, les symptômes du rhumatifme noueux, ou mieux ses caractères diftinctifs consiftent en des saillies se produifant aux extrémités offeufes (émanant des épiphyfes) et exiftant cà et là sur les articulations phalangiennes petites ou grandes, qui se trouvent ainfi nouées aflez souvent. Il en réfultait une augmentation de volume des têtes offeufes, du périofte et des ligaments qui concourrent aux articulations, celles des doigts particulièrement. Mais ces nodofités qu'on obferve alors ne sont nullement des tumeurs ifolées. Elles résultent de l'hypertrophie de l'os et des éléments qui le forment.

Les grandes articulations, celles de la hanche, peuvent aufli devenir le siège d'un gonflement douloureux, car le génie de cette affection est de marcher en avant et d'envahir succeffivement toutes les articulations, si on ne l'arrête dans sa marche progreffive par une médication appropriée, et dont l'énergie doit-être conftamment en harmonie avec l'opiniatreté de la maladie.

La teinture d'iode, si bien vantée, dans ce cas, par le Dr Laffègue, ne produit, même à haute doſe, que des résultats dangereux, car il faut en maintenir l'adminiſtration aſſez longtemps et dès lors les dangers le diſputent à l'efficacité, en préviſion même d'une intoxication iodique trop souvent imminente. Mais c'eſt surtout chez les femmes que l'on doit redouter les effets de la teinture d'iode à doſes élevées.

L'affaiſſement et l'atrophie des glandes buccales et mammaires surtout en sont le réſultat, et la rondeur ou l'élégance des formes, élément toujours influent chez les femmes, en eſt directement atteinte.

Il faut donc renoncer à cet agent dont les suites peuvent auſſi devenir facheuſes chez les hommes.

Les bains de *sublimé corrosif* n'ont pas secondé davantage les effets d'une médication rationnelle ; il a fallu y renoncer. Enfin, une troisième reſſource, la médication arſénicale, s'offrait à nous, priſe *intus* et *extra* : mais la sollicitude conſtante qui doit préſider à l'emploi de cet agent nous força d'en diſcontinuer l'uſage.

Oui, expérimentalement parlant, la médication arſénicale eſt bien de toutes la meilleure, mais lorsquelle eſt combinée au traitement hydro-thermal ou bien lorsque les eaux miné-

rales employées en cette circonftance, sont
à la fois alcalines et arfénicales et que de plus
on peut les rendre plus actives par l'addition
d'une très-faible dofe d'arfenic. Nous allons
nous expliquer sur ce point.

Affection à type effentiellement chronique,
le rhumatifme noueux exige, en effet, une
médication chronique, et celle-ci ne peut
guère se trouver que dans une médication
naturelle, celle que nous offrent certaines
eaux minérales spéciales, renfermant de l'arsenic et suffifamment actives et riches en principes minéraux.

Ce que nous venons d'exposer sur les caractères de l'affection qui nous occupe laiffe à
penfer que nous devons en retrouver les manifeftations surtout parmi certaines maifons
religieufes affujetties à l'auftérité rigoureufe
du jeûne, ou d'une alimentation insuffifante
trop longtemps prolongée. Ajoutons l'influence
d'une prédifpofition organique et sans doute
auffi climatologique, puis celle d'un régime
alimentaire trop exclusif, et nous aurons
ainfi, à peu de chofe près, toutes les conditions
efficientes néceffaires à l'exiftence de la maladie.

Nous avons, dans le cours de cet ouvrage,
expofé déjà et d'une façon précife ce que l'on
doit entendre par *cachexie*, cet état organique

particulier dans lequel l'organifation toute
entière eft entreprife par la maladie. Dans
toute cachexie, avons nous dit, il y a diminution des *globules rouges,* cette partie conſti-
tutive et vivifiante du sang, et augmentation
du *sérum* et de la *fibrine.* Il y a rupture dans
l'équilibre entre les principaux éléments qui
conſtituent le fluide sanguin, et, comme effet
conſécutif, ce liquide offre une certaine tendance
à la coagulation. Si l'on confidère les caraſtè-
res, les symptômes et les suites de cet état
cacheſtique, on ne saurait méconnaître que le
rhumatiſme noueux eft surtout une cachexie
et qu'il en eft l'une des manifeſtations les mieux
accuſées. C'eft en se plaçant à ce point de vue
rigoureusement vrai, que l'on peut à la fois se
rendre compte des déſordres organiques produits et du mode d'aſtion des eaux alcalines
et arſénifères oppoſées au développement de
la maladie.

Comme eaux alcalines bicarbonatées sodiques, les eaux de Vichy ont une aſtion direſte
et favorable sur le sang dont elles facilitent
la circulation en l'accélérant progreſſivement
et s'oppoſant à la ſtase du liquide, à cette tendance à la coagulation. En un mot, elles tendent à rendre le sang plus liquide et plus apte
à circuler. Elles impriment ensuite une reſti-

tude plus normale aux fonctions digeftives et affimilatrices.

Par leur principe arfénicale, dont on peut au befoin accroître très-légèrement la dofe, ces eaux minérales influent à leur tour sur cette grande fonction de l'hématofe, et la constitution même du sang, dont elles rétabliffent succeffivement l'équilibre détruit des principes conftituants. D'ailleurs, dans le traitement du rhumatifme noueux, on sait que la médication arfénicale a été expérimentée et propofée sur de très-légitimes motifs, par des praticiens les plus recommandables : MM. Guéneau de Mussy et Trouffeau. Elle paraît être jusqu'ici la seule sur laquelle on puiffe fonder quelques succès, dans la pratique ordinaire ; elle paraît être enfin auffi rationnelle que bien indiquée.

Mais c'eft surtout à propos du traitement minérale hors de Vichy, que les eaux alcalines, rendues plus actives par une très-faible addition de Sels de Vichy, jouiront d'une certaine efficacité qu'il importe de faire reffortir ici. Autre chofe eft d'une solution arfénicale dans l'eau diftillée, et d'une solution de même nature dans l'eau minérale qui déjà renferme ce principe à la dofe de 2 à 3 milligrammes par litre.

Dans la première, la combinaifon sera moins

intime, et ses effets bien moins efficaces et puiſſants que dans la seconde, où l'agent arsénical se trouvera aſſocié au sel de soude et à l'acide carbonique puis à d'autres sels encore qui en aident la solution rapide et l'efficacité.

Ces effets favorables produits par les eaux minérales exportées et rendues plus arſénicales s'obſerveront surtout dans les régions humides ou paludéennes, où le rhumatiſme noueux trouve certaines conditions propres à son développement.

Ce que nous exposons ici n'est point une conception théorique, mais au contraire fondée sur l'expérience et la pratique. Maintes fois nous avons vu l'eau minérale de Vichy (source de l'Hôpital), avec addition de 3 à 5 centigrammes d'arséniate de soude pour un litre, produire les résultats les plus efficaces dans des cas de fièvre intermittente, tierce ou quotidienne; et ces résultats, nous les obtenions chez des tempéraments affaiblis, prostrés, depuis longtemps en but à l'influence miasmatique ou marécageuse, à l'élément intermittent, qui jusque-là avait résisté à l'action prolongée du sulfate de quinine.

Nous alternions souvent l'Eau de l'Hôpital avec d'autres sources : celles des Célestins, de Meſdames ou d'Hauterive, alors que l'in-

fluence tonique, ſtimulante, se faiſait mieux
sentir, & que le défaut de réaction était plus
manifeſte ; cette conſidération eſt surtout importante lorsſqu'il s'agit du traitement thermal
subi en dehors de l'Etabliſſement. L'eau minérale de Vichy (avec addition d'arſéniate de
soude), était adminiſtrée dans cette circonstance comme le sulfate de quinine, c'eſt-à-dire
le plus près poſſible de l'accès paſſé & *le plus
loin poſſible de l'accès à venir ;* elle était priſe
par verres de 130 grammes environ, à la doſe
d'un litre, toutes les heures et jusqu'à épuiſe-
ment de la bouteille, sans interruption ; une
diète abſolue était de rigueur pendant tout le
temps que durait l'adminiſtration de l'eau minérale arſénifère.

Ces développements semblent éloignés du
sujet qui nous occupe, le rhumatiſme noueux.
Mais en réalité, ils ont trait à cette affection,
qui s'obſerve le plus souvent dans les conditions propres au génie intermittent, je veux
dire à la conſtitution endémique que caracté-
riſe l'exiſtence des fièvres périodiques : l'at-
mosphère humide & marécageuse. C'eſt en effet dans ces régions paludéennes par excellence
que l'on rencontre les types les mieux acculés
de rhumatiſme noueux. C'eſt en Syrie, dans
les contrées à marécages, & surtout chez les

tribus errantes, qui fréquentent les abords de la Mer-Morte, que j'ai pu remarquer cette maladie avec tous les caractères diftinctifs qui la signalent.

La cachexie paludéenne serait donc une circonftance favorable au développement de l'affection, une sorte de caufe prédifpofante, mais entendant ici n'accorder à celle-ci qu'une influence lointaine ou secondaire; nous avons expofé précédemment, qu'en effet, d'autres éléments interviennent pour favorifer l'exiftence du rhumatifme noueux. Nous avons toutefois obfervé qu'en s'oppofant aux défordres organiques produits par la cachexie paludéenne chez les individus qui sont en même temps atteints de rhumatifme noueux, l'on s'oppofait efficacement à l'évolution progreffive de cette cruelle maladie. Nous voulons faire spécialement allufion, ici, à l'action fondante & réfolutive des eaux minérales alcalines & arférifères de Vichy, que nous prenons pour type & que l'on peut sur-minéralifer, en ce cas, par l'addition de quelques centigrammes (de 3 à 5, pour un litre) d'arféniate de soude. Mais une reftriction importante à faire confifte dans l'ufage purement temporaire de cette eau minérale ainfi traitée; il ne viendra à l'efprit de perfonne de croire

que l'on puiſſe continuer, même deux ou trois
jours, l'emploi de ce moyen d'action; une
première fois suffira pour donner le branle à
l'organiſme malade, puis l'on continuera
l'uſage de l'eau minérale exportée, soit naturelle, soit avec addition (s'il y a tolérance) de
2 ou 3 milligrammes, au plus, du sel arsénical indiqué. C'eſt surtout lorſque l'on
aura à combattre l'élément périodique ou intermittent que l'on pourra adminiſtrer l'eau
minérale comme il vient d'être dit plus haut,
& cela avec un ou deux jours d'intervalle,
juſqu'à la diſparition des accès.

Une obſervation recueillie à Vichy pourra
mieux nous édifier sur ce point délicat de pratique médico-thermale & confirmera les confidérations précédentes.

Il s'agit d'une jeune religieuſe, âgée de
vingt-six ans, & qui, venue à Vichy pour se
guérir, était depuis quelques années atteinte
de rhumatiſme noueux franchement accuſé.
Des traitements divers avaient été juſque-là
oppoſés, mais sans réſultats satisfaiſants, aux
symptômes de la maladie; la teinture d'iode
adminiſtrée *intus* & *extrà* avait été vainement
employée; sous l'influence de cet agent, une
maigreur notable était survenue, particulièrement vers les glandes mammaires, qui subi-

rent les premières l'influence iodique; il fallut
y renoncer. Certaines eaux minérales étaient
intervenues dans le traitement, & la malade
avait vifité même quelques ftations ther-
males, sans doute en défefpoir de caufe &
sans obtenir d'amélioration bien senfible.
Les eaux sulfureufes, les eaux minérales alcalines faibles avaient déjà témoigné de leur
impuiffance, lorfque notre jeune malade vint à
Vichy, préfentant les conditions suivantes :
quelques-unes des grandes articulations, celles
de la hanche & du poignet offraient un certain
degré de tumeur, de gonflement, avec léfion
du mouvement articulaire. Les articulations
des doigts étaient tuméfiées, comme noueufes
& avaient l'afpeft fufiforme caraftériftique;
on obfervait çà & là des saillies provenant des
têtes offeufes.

Les mouvements de flexion articulaire
étaient surtout difficiles, & une certaine roi-
deur s'y faifait remarquer avec senfation de
craquements, lorfque la malade exécutait ces
mouvements. Pendant la nuit, les articulations
atteintes étaient le siége de douleurs mani-
feftes, intermittentes & provoquant des in-
somnies fréquentes. L'affeftion avait donc une
certaine tendance à progreffer; il importait de
l'enrayer dans ses progrès; la démarche était

embarraffée & pénible, les fonctions digeftives
étaient languiffantes, & quelques symptômes
dyfpeptiques exiftaient, avec altération du
côté de la menftruation. Le pouls était petit,
accéléré, dépreffible, & la malade avait
éprouvé, à divers intervalles, l'influence paludéenne, quelques fièvres intermittentes simples, dont le changement de milieu avait fait
juftice; d'ailleurs, il n'exiftait aucun indice qui
pût faire prévoir une affection imminente soit
du côté du cœur, soit de la plèvre ou des poumons.

Dans cette fituation, le traitement thermal
fut inftitué, & comme il exiftait un engorgement affez notable de la rate avec senfibilité
marquée vers cette région, nous ordonnâmes
l'eau de la source de l'Hôpital avec addition
de 3 centigrammes d'arféniate de soude, pour
un litre pris par verres, en vingt-quatre heures. Le lendemain, l'eau de la Grande-Grille,
à la dofe succeffive de 4 & 6 verres, maintenue ainfi pendant quelques jours, en ayant
soin d'impofer un régime reconftituant &
tonique & l'emploi du vin de quinquina ferrugineux. Jufques-là, rien de modifié dans l'état
général du sujet; le sommeil seul était devenu
calme & moins interrompu, par conféquent
plus réparateur; mais les articulations ma-

lades étaient dans le même état qu'auparavant
& les mouvements toujours pénibles.

Nous devons, toutefois, faire obferver que
la rate était revenue à son volume normal &
qu'il n'exiſtait plus trace de douleur en cette
région.

Le traitement thermal fut enſuite repris &
modifié par le concours des douches simples à
percuſſion dirigées sur la région du dos & les
extrémités inférieures, puis par l'emploi des
douches écoſſaiſes, les deux colonnes d'eau
étant appliquées ſimultanément, la douche
froide dirigée momentanément sur les lombes
& la douche chaude permanente, appliquée
sur les extrémités inférieures & les reins.

L'eau de la source Meſdames fut preſcrite à
l'intérieur à la doſe de 4 & 6 verres succeſſivement; puis à un jour donné, nous fimes
prendre un litre de cette même source, avec
addition de 2 centigrammes d'arféniate de
soude en 24 heures, & le traitement interne
fut encore suſpendu, puis repris dans les
mêmes conditions, après trois jours d'inter-
vallé. Quant aux bains arſénicaux, ils furent
continués avec de légères interruptions, jusqu'à l'iſſue du traitement.

Cette médication énergique ainſi inſtituée &
fort attentivement surveillée, fut maintenue,

sauf les intervalles, pendant quarante jours, &, durant ce délai, nous n'eûmes à obferver aucun de ces incidents dont on a fait tant de bruit à Vichy, sous ce titre de *fièvre thermale* ou *incidents du traitement thermo-minéral*.

Ce n'eft pas que nous ayons ici la prétention de nous infcrire en faux contre ces faits obfervés ; mais peut-être en a-t-on exagéré l'importance ou tout au moins la fréquence? Peut-être aufïi sont-ils moins aptes à se produire chez des conftitutions affaiblies, anémiques, abattues ou cachectiques, ainfi qu'on le remarque dans les cas de rhumatifme noueux ? De semblables conftitutions, comme celles aufïi frappées de chloro-anémie, paraiffent offrir un certain degré de tolérance pour les Eaux de Vichy, dont l'emploi méthodique & perfiftant eft généralement suivi de réfultats favorables.

Après ce délai de quarante jours de traitement, dans lefquels ne sont pas compris les jours d'interruption, notre malade manifefta le défir formel de quitter Vichy, malgré nos inftances ; nous aurions voulu prolonger encore l'adminiftration des Eaux & des moyens utilifés contre sa maladie, dont nous connaissons la tendance à progreffer. Malgré nos avis, tout fut inutile, & notre cliente préfentait, à

son départ, l'état suivant : Les fonctions digeſtives avaient à peu près repris leur rectitude normale, & à un état de maigreur notable avait succédé un peu plus d'embonpoint.
Les fonctions de la peau surtout qui, à
l'arrivée, étaient depuis longtemps suſpendues,
se trouvaient notablement modifiées dans un
sens favorable; la peau n'était plus sèche,
aride & parfois brûlante ; un peu de moiteur
s'y produiſait & quelques fois une légère
tranſſudation; ce point a une très-grande importance, surtout dans une affection semblable, & faiſait préſager une amélioration
plus intime, plus radicale pour l'avenir. Nous
comptions, il eſt vrai, pour conſolider ce résultat, sur les eaux minérales exportées & les
moyens d'en modifier l'activité par l'emploi,
à de rares intervalles, de l'arſéniate de soude
utiliſé comme il a été dit plus haut.

Quelques modifications favorables s'étaient
auſſi produites vers les articulations; le jeu en
était devenu plus libre & la tuméfaction observée au poignet avait beaucoup cédé; les
doigts offraient auſſi plus de liberté dans les
mouvements de flexion, mais les craquements
s'obſervaient encore dans les articulations plus
grandes, du coude & de la hanche, & si la démarche était toujours lente & pénible, elle

était du moins plus facile & permettait un peu d'exercice actif.

Les grandes fonctions avaient également subi un effet marqué & tendaient à revenir à l'état phyſiologique. Le pouls d'abord petit, serré, fréquent, dépreſſible, était devenu plus ample, moins rapide & oſcillait entre 70 & 80 pulſations; les poumons reſpiraient plus largement & le sommeil était devenu plus calme, plus réparateur. Enfin, & ce fait eſt important, très-concluant même, toute douleur avait disparu du côté de la rate, qui avait repris son volume normal, sous l'influence de l'eau minérale rendue plus arſénicale & priſe à de rares intervalles.

Dans cette ſituation de la malade, nous n'avions pas guéri, il s'en faut, mais nous avions néanmoins beaucoup fait, à propos d'une affection si grave en ce sens qu'elle a pour caractère une tendance fatale à ne pas rétrocéder. Enrayer, en pareil cas, la marche d'une maladie, la réduire au *ſtatu quo*, c'eſt faire les deux tiers du chemin qui conduit à la guériſon. Les Eaux de Vichy, la médication variée & appropriée qu'elles comportent ont produit cet immenſe réſultat. Nous pourrions citer d'autres obſervations analogues, la pratique locale & noſocomiale nous en offrant cha-

que année quelques exemples ; nous avons choifi
ce cas particulier comme l'un des plus concluants. Toutefois, nous ne devions point oublier
que le traitement thermal exclufif eft quelquefois frappé d'impuiffance, particulièrement
lorfqu'il eft seul oppofé à la marche progres-
five de cette cruelle affection. Il faut que ce
dernier soit secondé par l'emploi méthodique
des *eaux minérales tranfportées* & des bains
minéraux pris à domicile (Bains alcalins &
arfénicaux artificiels). Ce n'eft qu'à l'aide de
ces agents importants que l'on eft en droit
d'efpérer tout au moins la perfiftance des réfultats obtenus à l'Etabliffement thermal.

Car nous savons que le rhumatifme noueux
préfente auffi des irrégularités dans sa marche
infidieufe, qu'il s'arrête parfois spontanément,
mais pour reprendre plus tard ses progrès
menaçants.

C'eft donc une raifon de plus pour infifter
encore sur l'emploi des moyens balnéaires &
autres qui déjà ont amené une senfible amélioration. Auffi avons-nous donné le sage confeil
à notre malade de perfifter à diverfes époques
sur l'ufage des eaux minérales de Vichy transportées & favorifé par le concours des bains
minéralifés avec les Sels de Vichy.

Nous avons infifté sur l'adminiftration de l'eau minérale, rendue plus arfénicale (source de Mefdames, un litre tenant en solution 2 à 3 centigrammes d'arféniate de soude). Cette eau minérale ainfi traitée étant prife par verres en 24 heures & dès qu'il se préfenterait quelques symptômes douloureux du côté de la rate, avec tendance à l'engorgement de cet organe. On ne doit pas infifter, bien entendu, sur cet énergique moyen d'action dont une seule dofe doit suffire, sauf à la renouveler s'il y a lieu, longtemps après; mais en ceci l'on doit se comporter d'après les susceptibilités organiques individuelles, sans jamais atteindre les moindres signes de l'intoxication. On ne doit tirer de l'arfenic que ses bons effets, se maintenir toujours dans les bornes strictes de la tolérance, & ne jamais arriver aux symptômes qui accufent l'exagération des dofes. Mieux vaut, en pareil cas, continuer l'emploi de l'eau minérale par litre avec addition seulement de 2 à 3 milligrammes du sel arfénical & continuer ainfi dix à quinze jours, pour reprendre enfuite l'eau minérale simple ou naturelle. D'ailleurs, nous l'avons établi, l'ufage de l'arféniate de soude à la dofe de 3 & même 5 centigrammes pour un litre, ne doit être inftitué que temporairement & lors-

17

qu'il exiſte quelque engorgement de la rate
avec état fébrile intermittent coïncidant avec
le rhumatiſme noueux. Lorſqu'il eſt queſtion
de combattre simplement les symptômes & la
marche de cette affection, l'eau de la source
Meſdames ou d'Hauterive avec 2 à 3 milligrammes au plus d'arſéniate de soude & par
litre, cette doſe minime suffira dans la majorité des cas & peut-être maintenue huit à dix
jours conſécutifs, pour interrompre & inſiſter
encore, suivant les indications.

Cette médication ainſi compriſe, nous en
avons la conviction fondée, peut rendre d'importants services non-seulement aux eccléſias-
tiques ou autres religieux que la clôture inviolable n'atteint pas, mais encore aux
religieux que la règle aſtreint à cette rigoureuſe
exigence; le traitement avec toutes ses particularités sera alors inſtitué à domicile & sera
sans doute maintenu plus longtemps, en raison de l'abſence des moyens variés que comporte toute médication thermale méthodique.

En préſence d'une médication nouvelle
appuyée sur les développements précédents,
peut-être s'empreſſera-t-on de crier à l'empiriſme?... Soit, j'accepte le mot dans sa plus
saine acception, l'empiriſme eſt partout en
médecine dans ce sens, & il a sa raiſon d'être

lorſqu'il guérit. Mais, dira-t-on, pourquoi em-
poiſonner vos Eaux naturelles par des agents
auſſi énergiques ou du moins étranges?

La nature comme son autonomie médicatrice, ne peuvent, dirons-nous, répondre en
médecine à toutes les indications; le devoir
du médecin eſt de l'aider dans ses tendances
inceſſantes vers le bien-être & la guériſon;
d'ailleurs l'arſenic contenu normalement dans
les eaux minérales de Vichy n'eſt point un
agent étrange. Ce qu'il y a d'étrange ici, ce
sont les conceptions des sceptiques à cet
égard, & nous leur répondrons encore en les
invitant à expérimenter, ou tout au moins à
interroger les faits de notre pratique à Vichy.
Le traitement du rhumatiſme noueux en deviendra à la fois plus éclairé, plus efficace &
plus précis.

Tableau général donnant la composition de plusieurs sources de Vichy, établie pour un poids de 1,000 grammes de liquide (1 litre).

PRINCIPES MINÉRALISATEURS.	PAR M. O. HENRY en 1850.			PAR M. BOUQUET en 1852			
	Grande-Grille	Du Parc.	Lardy	De l'Hôpital	Célestins	Lucas	De Mesdames
				gr.	gr.	gr.	gr.
Acide carbonique libre............	0.231 lit.	0.272 lit.	0.501 lit.	0.067	1.040	1.751	1.908
Bicarbonates anhydres { de soude.........	4.900 gr.	4.840 gr.	4.137 gr.	5.029	5.103	5.400	4.016
de potasse........	indices	indices.	indices	0.440	0.315	0.282	0.189
de chaux.........	0.107	0.094	0.277	0.570	0.434	0.545	0.604
de magnésie......	0.005	0.057	0.210	0.200	0.328	0.275	0.425
de strontiane......	traces	traces	traces	0.005	0.005	0.005	0.003
de lithine.........	id.	id.	id.	»	»	»	»
Sulfates anhydres de soude.......	0.469	0.410	0.170	0.291	0.291	0.291	0.250
— de potasse.......	0.020	0.004	0.020	»	»	»	»
Chlorures de sodium.............	0.538	0.500	0.358	»	0.534	0.518	0.353
— de potassium..........	0.004	0.003	0.022	0.518	»	»	»
Iodure... } Bromure. } alcalins..............	sensibles	sensibles	sensibles	»	»	»	»
Phosphate de soude?.............	?	?	?	0.046	0.091	0.070	0.003
Nitrate?.......................	?	?	?	»	»	»	»
Silicate de soude ou silice........	0.400	0.340	0.120	0.050	0.060	0.050	0.032
— d'alumine	0.230	0.233	inapprécié	»	»	»	»
Fer et manganèse................	0.001	0.001	0.233	0.004	0.004	0.004	0.026
Matière organique...............	indices	indices	indices	traces	traces	traces	traces
Borate de soude.................	»	»	»	traces	traces	traces	traces
Arséniate de soude	»	»	»	0.002	0.003	0.003	0.003
Substances fixes................	6.784	6.482	5.315	8.222	8.244	8.797	7.811

Tableau comprenant les quantités des divers composés salins hypothétiquement attribués a un litre de chacune des Eaux minérales du bassin de Vichy.

PRINCIPES MINÉRALISATEURS	GRANDE-GRILLE	PUITS CHOMEL	PUITS CARRE	LUCAS	HOPITAL	CÉLESTINS	NOUVELLE SOURCE DES CÉLESTINS	PARC	ENCLOS DES CÉLESTINS	PUITS DE MESDAMES	PUITS DE VAISSE	PUITS SAINS D'HAUTERIVE
Acide carbonique libre.	0.908	0.708	0.876	1.751	1.067	1.049	1.200	1.555	1.750	1.908	1.908	2.183
Bicarbonate de soude..	4.883	5.091	4.893	5.004	5.029	5.103	4.101	4.857	4.910	4.016	3.537	4.687
» de potasse........	0.352	0.371	0.378	0.282	0.440	0.315	0.231	0.292	0.527	0.189	0.382	0.501
» de magnésie......	0.303	0.338	0.335	0.275	0.200	0.328	0.554	0.213	0.238	0.425	0.005	0.003
» de strontiane.....	0.303	0.003	0.003	0.005	0.005	0.005	0.005	0.005	0.005	0.003	0.005	0.003
» de chaux.........	0.434	0.427	0.421	0.545	0.570	0.402	0.699	9.614	0.710	0.604	0.601	0.432
» de protoxide de fer	0.004	0.004	0.004	0.004	0.004	0.004	0.004	0.004	0.028	0.026	0.004	0 017
» de prot. de mang.	traces	traces	traces	traces	traces	traces	traces	traces	traces	traces	traces	traces
Sulfate de soude......	0.291	0.291	0.291	0.291	0.291	0.291	0.314	0.314	0.314	0.250	0.243	0.291
Phosphate de soude....	0 130	0.070	0.228	0.070	0.046	0.091	traces	0.140	0.081	traces	0.102	0.046
Arséniate de soude.....	0.002	0.002	0.002	0.002	0.002	0.002	0.003	0.002	0.003	0.003	0.002	0.002
Borate de soude.......	traces	traces	traces	traces	traces	traces	traces	traces	traces	traces	traces	traces
Chlorure de sodium....	0.534	9.534	0.534	0.518	0.518	0.534	0.550	0.550	0.534	0.355	0.508	0.534
Silice.................	0.070	0.070	0.058	0.050	0.050	0.060	0.065	0.055	0.064	0.032	0.041	0.071
Matière organ. bitum..	traces	traces	traces	traces	traces	traces	traces	traces	traces	traces	traces	traces
Totaux.........	7.914	7.959	7.833	8.707	8.222	8.244	7.865	8.601	9.165	7.811	7.755	8.956

Ces tableaux sont empruntés au remarquable travail que M. Bouquet a adressé à l'Académie des sciences, sur la *Composition chimique des Eaux de Vichy*.

Tableau comprenant les proportions des divers principes acides et basiques contenues dans un litre de chacune des Eaux minérales du bassin de Vichy.

PRINCIPES MINÉRALISATEURS	GRANDE GRILLE	PUITS CHOMEL	PUITS CARRÉ	LUCAS	HOPITAL	CÉLESTINS	NOUVELLE SOURCE DES CÉLESTINS	PARC	PUITS DE L'ENCLOS DES CÉLESTINS	PUITS DE VAISSE	PUITS D'HAUTERIVE	PUITS DE MESDANES
Acide carbonique......	4.418	4.429	4.418	5.348	4.719	4.705	4.647	5.071	5.4	4.831	5.640	5.029
» sulfurique......	0.164	0.164	0.164	0.164	0.164	0.164	0.177	0.177	0.177	0.137	0.164	0.141
» phosphorique....	0.070	0.038	0.045	0.038	0.025	0.030	traces	0.076	0.044	0.068	0.025	traces
» arsénique........	0.001	0.001	0.001	0.001	0.001	0.001	0.002	0.001	0.002	0.001	0.001	0.002
» borique........	traces	traces	traces	traces	traces	traces	traces	traces	traces	traces	traces	traces
» chlorhydrique...	0.334	0.334	0.334	0.324	0.324	0.334	0.344	0.344	0.334	0.318	0.334	0.222
Silice.................	0.070	0.070	0.068	0.050	0.050	0.060	0.065	0.055	0.065	0.041	0.071	0.032
Protoxyde de fer......	0.002	0.002	0.002	0.002	0.002	0.002	0.020	0.002	0.013	0.002	0.000	0.012
Protox. de manganèse.	traces	traces	traces	traces	traces	traces	traces	traces	traces	traces	traces	traces
Chaux.................	0.169	0.166	0.164	0.212	0.222	0.180	0.272	0.239	0.276	0.265	0 168	0.235
Strontiane............	0.002	0.002	0.002	0.003	0.003	0.003	0.003	0.003	0.003	0.003	0.002	0.002
Magnésie............	0.097	0.108	0.107	0.088	0.064	0.105	0.177	0.068	0.076	0.122	0.160	0 136
Potasse..............	0 182	0.192	0.196	0 146	0.228	0.163	0.120	0.151	0.273	0.115	0.098	0.098
Soude................	2.488	2.536	2.445	2.501	2.500	2.500	2.124	2.500	2.486	1.912	2.308	1.957
Matière bitumineuse...	traces	traces	traces	traces	traces	traces	traces	traces	traces	traces	traces	traces
Totaux..........	7.997	8.042	7.916	8.877	8.302	8.327	7.951	8.687	9.248	7.835	9.030	7.866

Poids des résidus de sels fixes, déterminés expérimentalement ; sommes des sels neutres calculés d'après les proportions d'acides et de bases inscrites ci-dessus ; rapports centésimaux existants entre ces deux quantités.

Poids des résidus......	5.208	5.248	5.160	5.204	5.264	5.320	4.808	5.280	5.456	4.408	4.960	4.420
Poids des sels neutres.	5.249	5.351	5.181	5.244	5.326	5.388	4.883	5.283	5.393	4.355	5.038	4.334
Les poids des résidus fixes sont à ceux des sels neutres comme 100 est à..........	100.76	101.98	100.40	100.76	101.17	101.27	101.56	100.05	101.41	98.79	101.57	98.10

SELS MINÉRAUX

EXTRAITS DES

EAUX DE VICHY

ET RÉSERVÉS A L'USAGE DES BAINS

DANS LE TRAITEMENT A DOMICILE

ANALYSE

Faite par **M. J. LEFORT**, chimiste
de l'Académie de Médecine.

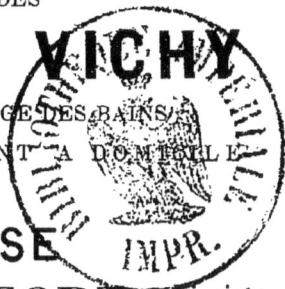

COMPOSITION SYNTHÉTIQUE DES SELS ANHYDRES.

Sesquicarbonate de soude............	4,905
Carbonate neutre de soude.........	61,003
Carbonate neutre de potasse........	1,335
Chlorure de sodium (sel marin)......	13,750
Iodure de sodium...................	indices
Sulfate de soude...................	6,320
Sulfate de chaux...................	0,733
Sulfate de magnésie................	0,504
Silice et sable....................	0.906
Oxide de fer......................	0,178
Arséniate de soude................	tr. tr. app.
Matières organiques étrangères et eau.	10,366
	100,000

SELS MINÉRAUX

EXTRAITS DES

EAUX DE VICHY

ET RÉSERVÉS A L'USAGE DES BAINS

DANS LE TRAITEMENT A DOMICILE.

ANALYSE

Faite par **M. J. LEFORT**, chimiste
de l'Académie de Médecine.

COMPOSITION ÉLÉMENTAIRE POUR 100 PARTIES.

Acide carbonique	30,195
Acide sulfurique	4,330
Acide chlorhydrique	8,582
Acide iodhydrique	indices
Soude	48,271
Potasse	0,911
Chaux	0,302
Magnésie	0,168
Silice et sable	0,906
Arséniate de soude	tr. tr.-sens.
Oxide de fer	0,178
Matières organiques et eau	6,157
	100,000

TABLE DES MATIÈRES

Vichy. — Imp. Wallon.

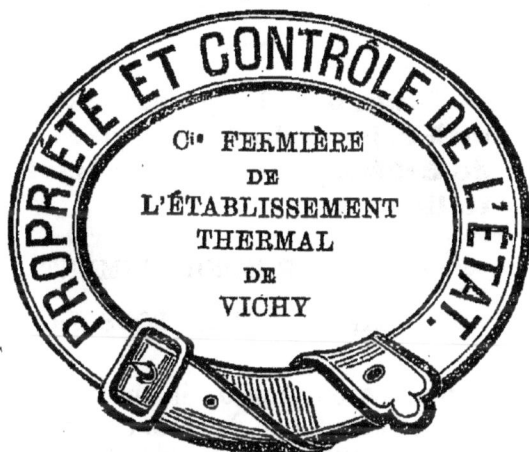

PRODUITS

EXTRAITS DES EAUX MINÉRALES DE VICHY

SOUS LE

CONTROLE
DE L'ETAT

PRIX

Sels pour Bains de Vichy
chez soi

		fr.	c.
ROULEAU.............. 250 grammes		1	»
20 Rouleaux *franco* de port et d'emb...		20	»
En France.			

Sels pour Boisson artificielle
de Vichy

		fr.	c.
FLACON GRÈS (500 grammes)..........		5	»
BOITE DE 50 PAQUETS................		5	»
(Chaque paquet pour un litre d'eau).			

Pastilles digestives

			fr.	c.
1/2 BOITE............. 70 grammes.			1	»
BOITE............. 140 —			2	»
BOITE............. 500 —			5	»

La boîte de 500 grammes s'envoie *franco*
dans toute la France.

ADMINISTRATION DE LA Cie FERMIÈRE DE L'ÉTABLISSEMENT
THERMAL DE VICHY
22, Boulevart Montmartre, PARIS.

PRIX

DE LA CAISSE DE 50 BOUTEILLES D'EAU MINÉRALE
DE VICHY
DANS LES SUCCURSALES & DÉPOTS SPÉCIAUX
DE LA COMPAGNIE EN-FRANCE

Paris { 22, boulevart Montmartre.
{ 12, r. des Francs-Bourgeois **35** F.

Vichy à l'Etablissement thermal. **30**

Lyon, 16, rue Impériale... ..... **32** 50

Marseille, 9, rue Paradis... **37**

Havre, 17, Grand-Quai **38**

Paris, 187, rue Saint-Honoré........	35	»
Strasbourg, 37, faub. de Saverne.	38	»
Nantes, 10, rue du Calvaire........	38	»
Bordeaux, 84, rue Trésorerie......	38	»
Toulouse, 10, rue Malaret........	38	»
Rennes, 5, quai Châteaubriand	39	»
Dijon, 4, rue Bannelier............	36	50
Brest, 48, quai de la Rampe........	40	»
Besançon, 42, Grand'Rue	36	50
Montpellier, pl. Etats d. Languedoc	38	»
Rochefort, 27, rue St-Hubert......	39	»
Troyes, 6, rue des Trois-Têtes......	37	»
Metz, 39, place de Chambre........	37	»
Nice, 7, quai Masséna.............	40	»
Châlon-s.-Saône, r. Port Villiers	40	»

Les caisses de demi-bouteilles
coûtent 5 francs de moins.

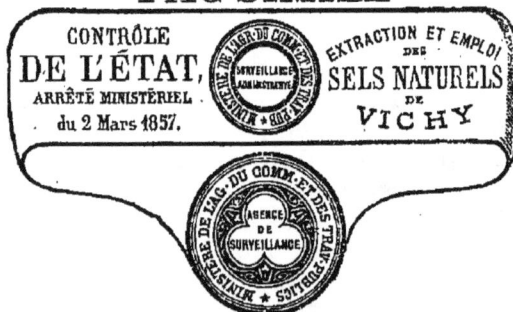

UNE CAISSE DE 50 BOUTEILLES

D'EAU MINÉRALE NATURELLE

DE

VICHY

COUTE EXPÉDIÉE FRANCO A DOMICILE

Dans tous les chefs-lieux de département et d'arrondissement.

Moins les frais de retour d'argent et les droits d'octroi

Toute commande non accompagnée d'un mandat sur la Poste ou sur Paris, ou de timbres-poste, est en outre grevée des frais de retour d'argent.

D. V. départ de Vichy;

D. P. départ de Paris.

AIN	D. V.	ALLIER	D. V.
BOURG	35 50	MOULINS	32 75
Belley	36 50	Gannat	32 50
Gex	39 »	Montluçon	34 »
Nantua	37 »	Lapalisse	32 50
Trévoux	35 25	ALPES (B^{ses})	D. V.
AISNE	D. P.		
LAON	38 25	DIGNE	43 »
Château-Thierry	36 75	Barcelonnette	50 »
Saint-Quentin	38 25	Castellanne	44 25
Soissons	37 50	Forcalquier	42 »
Vervins	40 25	Sisteron	42 75

ALPES (H^{tes})	D. V.	AVEYRON	D. V.
GAP............	40 75	RODEZ..........	40 75
Briançon........	45 »	Espalion........	41 »
Embrun.........	43 75	Millau..........	42 »
ALPES-MAR.	**D. V.**	Saint-Affrique..	42 75
NICE...........	40 50	Villefranche ...	38 50
Grasse.........	41 25	**B.-DU-RHÔNE**	**D. V.**
Puget-Théniers	» »	MARSEILLE....	37 »
ARDÈCHE	**D. V.**	Aix............	38 75
PRIVAS.........	36 75	Arles..........	38 »
Annonay........	36 »	Tarascon........	38 »
Largentière....	39 50	**CALVADOS**	**D. P.**
Tournon........	35 75	CAEN..........	39 »
ARDENNES	**D. P.**	Bayeux.........	39 25
MÉZIÈRES......	39 25	Falaise....D.V.	38 25
Charleville.....	39 75	Honfleur.......	38 75
Rocroy.........	40 50	Lisieux........	38 50
Givet..........	40 50	Pont-l'Evêque .	38 50
Sédan.........	40 »	Vire......D.V.	40 50
Rethel.........	38 25	Trouville......	39 »
Vouziers.......	38 50	**CANTAL**	**D. V.**
ARIÈGE	**D. V.**	AURILLAC......	36 70
FOIX..........	41 75	Mauriac........	39 50
Pamiers........	41 50	Murat..........	35 »
St-Girons......	41 50	Saint-Flour....	36 »
AUBE	**D. V.**	**CHARENTE**	**D. V.**
TROYES........	37 75	ANGOULÊME....	38 »
Arcis-sur-Aube.	38 25	Barbezieux.....	39 50
Bar-sur-Aube..	38 25	Cognac........	39 75
Bar-sur-Seine..	38 »	Confolens......	40 »
Nogent-sur-S^{ne}	37 »	Ruffec........	38 »
AUDE	**D. V.**	**CHARENTE-In^{fre}**	**D.V.**
CARCASSONNE..	38 80	LA ROCHELLE..	40 »
Castelnaudary..	39 25	Jonzac.........	40 50
Limoux........	39 90	Marennes......	41 50
Narbonne......	38 50	Rochefort.....	40 »

Saintes	40 50		Nontrond	38 75
St-Jn-d'Angely.	41 »		Ribérac	39 25
CHER	**D. V.**		Sarlat	39 75
BOURGES	34 50		**DOUBS**	**D. V.**
St-Amand	34 75		BESANÇON	38 »
Sancerre	34 75		Beaume-les-Des.	38 25
CORRÈZE	**D. V.**		Montbéliard	39 »
			Pontarlier	38 25
TULLE	39 25		**DRÔME**	**D. V.**
Brives	39 25		VALENCE	36 »
Ussel	38 25		Die	38 75
CORSE	**D. V.**		Montélimar	36 50
AJACCIO	—		Nyons	38 50
Bastia	—		**EURE**	**D. P.**
Calvi	—		EVREUX	37 75
Corté	—		Les Andelys	37 »
Sarténe	—		Bernay	37 75
CÔTE-D'OR	**D. V.**		Louviers	37 75
DIJON	37 »		Pont-Audemer.	38 75
Beaune	36 50		**EURE-ET-L.**	**D. P.**
Châtillon-sur-S.	39 »		CHARTRES	38 50
Semur	38 50		Châteaudun	41 »
CREUSE	**D. V.**		Nogent-le-R...	37 50
GUÉRET	35 25		Dreux	39 25
Aubusson	35 75		**FINISTÈRE**	**D. P.**
Bourganeuf	36 50		QUIMPER	42 75
Boussac	34 75		Brest	40 75
CÔTE-DU-N.	**D. P.**		Chateaulin	43 25
SAINT-BRIEUC	40 »		Morlaix	40 75
Dinan	41 »		Quimperlé	42 25
Guingamp	40 »		**GARD**	**D. V.**
Lannion	41 75		NIMES	38 25
Loudéac	42 »		Alais	38 25
DORDOGNE	**D. V.**		Beaucaire	38 »
PÉRIGUEUX	38 »		Uzès	39 »
Bergerac	39 25		Le Vigan	41 »

	D. V.		D. V.
GARONNE (H)		INDRE-ET-L.	
TOULOUSE.....	38 50	TOURS.........	37 25
Muret........	40 75	Chinon.........	38 50
St-Gaudens ...	41 75	Loches.........	39 »
Villefranche...	38 25	**ISÈRE**	**D. V.**
GERS	**D. V.**	GRENOBLE.....	36 75
AUCH.........	39 50	St-Marcellin...	36 50
Condom.......	40 »	La Tour-du-Pin.	35 75
Lectoure......	39 »	Vienne........	35 »
Lombez.......	40 25	**JURA**	**D. V.**
Mirande	40 50	LONS-LE-SAULr.	36 50
GIRONDE	**D. V.**	Dôle..........	37 25
BORDEAUX.....	37 75	Poligny........	37 »
Bazas.........	38 75	St-Claude	38 50
Blaye.........	39 75	**LANDES**	**D. V.**
Lesparre	41 50	MONT-DE-MARn.	40 »
Libourne......	37 75	Dax..........	40 »
La Réole......	38 75	St-Sever.......	40 50
HÉRAULT	**D. V.**	LOIR-ET-CHER	D. V.
MONTPELLIER .	38 25	BLOIS.........	37 »
Ogde	38 50	Romorantin....	35 75
Béziers........	38 75	Vendôme......	37 75
Cette.	38 25	**LOIRE**	**D. V.**
Lodève........	39 50	SAINT-ETIENNE.	34 50
St-Pons.......	40 50	Montbrison....	34 25
ILLE-ET-VIL.	**D. V.**	Roanne	33 25
RENNES........	38 75	HAUTE-LOIRE	D. V.
St-Malo.......	39 25	LE PUY.......	35 50
Fougères......	39 75	Brioude.......	34 25
Redon.........	39 25	Issingeaux.....	36 50
Montfort......	40 »	**LOIRE-INF.**	**D. V.**
Vitré.........	38 75	NANTES	38 75
INDRE	**D. V.**	Savenay.......	38 75
CHATEAUROUX..	35 75	Châteaubriant,.	41 »
Leblanc.......	37 25	Ancenis	38 75
Issoudun......	35 25	Paimbœuf.....	39 50
La Châtre.....	37 »	St-Nazaire.....	38 75

LOIRET	D. V.	H.-MARNE	D. V.
ORLÉANS	36 »	CHAUMONT	38 50
Gien	35 25	Langres	38 50
Montargis	35 75	Vassy	40 »
Pithiviers	37 50	**MAYENNE**	**D. V.**
LOT	**D. V.**	LAVAL	38 50
CAHORS	39 75	Château-Gont^r	39 75
Figeac	38 25	Mayenne	39 »
Gourdon	40 »	**MEURTHE**	**D. V.**
LOT-ET-GAR.	**D. V.**	NANCY	40 »
AGEN	38 »	Toul	40 25
Marmande	38 25	Château-Salins	» »
Nérac	39 25	Sarrebourg	40 50
Villeneuve-s-L^t	38 75	Lunéville	40 »
LOZÈRE	**D. V.**	**MEUSE**	**D. P.**
MENDE	41 50	BAR-LE-DUC	38 50
Florac	44 »	Commercy	38 75
Marvejols	44 »	Montmédy	39 25
MAINE-ET-L.	**D. V.**	Verdun	40 75
ANGERS	38 50	**MORBIHAN**	**D. V.**
Beaugé	39 50	VANNES	39 25
Cholet	39 25	Lorient	39 25
Saumur	38 »	Ploërmel	41 25
Segré	40 25	Napoléonville	42 »
MANCHE	**D. P.**	**MOSELLE**	**D. P.**
SAINT-Lô	40 »	METZ	40 50
Valognes	40 25	Briey	42 25
Cherbourg	41 25	Forbach	41 »
Coutances	41 25	Longwy	40 25
Avranches	41 50	Thionville	40 25
Mortain	41 75	Sarreguemines	41 25
MARNE	**D. P.**	**NIÈVRE**	**D. V.**
CHALONS-SUR-M	37 75	NEVERS	33 75
Epernay	37 50	Château-Chinon	36 »
Reims	38 75	Clamecy	36 »
Ste-Menehould	39 »	Cosne	34 75
Vitry-le-Franç^s	38 25		

NORD	D. P.	Oloron.........	41 25
LILLE..........	39 75	Orthez.........	40 »
Avesnes.......	39 75	H.-PYRÉNÉES.	D. V.
Cambrai.......	39 »	TARBES........	40 »
Douai..........	39 »	Argelès........	41 25
Dunkerque.....	39 75	Bagnères-de-Bᵉ	40 50
Hazebrouck....	39 50	PYRÉNÉES-O.	D. V.
Valenciennes...	39 50	PERPIGNAN.....	40 25
OISE	D. P.	Céret.........	41 50
BEAUVAIS......	37 50	Prades........	41 75
Clermont......	37 25	BAS-RHIN	D. V.
Compiègne.....	37 50	Strasbourg....	41 »
Senlis.........	37 25	Saverne.......	41 50
ORNE	D. P.	Schelestat.....	40 50
ALENÇON..D.V.	38 »	Wissembourg..	41 50
Argentan..D.V.	38 »	HAUT-RHIN	D. V.
Domfront .D.P.	40 75	COLMAR.......	40 25
Mortagne.D.P.	39 »	Belfort........	39 25
PAS-DE-CALAIS	D. P.	Mulhouse......	39 75
ARRAS.........	39 »	St-Louis.......	40 »
Béthune.......	39 50	RHONE	D. V.
Boulogne......	39 50	LYON.........	35 »
Calais.........	39 50	Villefranche...	35 »
Montreuil......	39 50	H.-SAONE	D. V.
Saint-Omer....	40 50	VESOUL........	38 25
Saint-Pôl......	40 75	Gray..........	37 75
PUY-DE-DÔME	D. V.	Lure..........	38 50
CLERMONT-Fᵈ..	40 75	S.-ET-LOIRE	D. V.
Ambert.......	33 55	MACON........	35 50
Issoire........	33 07	Autun........	37 50
Riom..........	32 63	Châlon-sur-Sⁿᵉ.	36 »
Thiers........	33 57	Charolles......	37 75
B.-PYRÉNÉES	D. V.	Louhans.......	36 50
PAU..........	40 25	SARTHE	D. V.
Bayonne.......	41 25	LE MANS......	38 75
Mauléon.......	41 75		

La Flèche.....	38 75	DEUX-SÈVRES	D. V.
Mamers........	39 »	NIORT..........	39 75
Saint-Calais....	39 50	Bressuire......	40 50
SAVOIE	D. V.	Melle.........	40 50
CHAMBÉRY.....	37 »	Parthenay.....	41 »
Albertville.....	38 «	SOMME	D. P.
Moutiers......	39 »	AMIENS........	37 75
St-Jean-de-Mᵉ..	38 »	Abbeville......	38 50
H.-SAVOIE	D. V.	Doullens.......	39 75
ANNECY.......	37 50	Montdidier.....	37 50
Bonneville.....	39 25	Péronne.......	39 25
St-Julien......	38 »	TARN	D. V.
Thonon.......	37 75	ALBY.........	40 »
SEINE	D. P.	Castres.......	41 25
PARIS.........	35 »	Gaillac........	39 75
St-Denis......	36 50	Lavaur........	40 »
Sceaux........	36 50	TARN-ET-Gᵉ	D. V.
SEINE-ET-M.	D. V.	MONTAUBAN....	39 »
MELUN........	36 75	Castel-Sarrasin.	39 »
Coulomniers...	36 25	Moissac.......	39 »
Fontainebleau..	36 50	VAR	D. V.
Meaux........	36 »	DRAGUIGNAN...	40 25
Provins........	37 25	Brignoles......	39 25
SEINE-ET-OISE	D. P.	Toulon........	39 »
VERSAILLES....	36 35	VAUCLUSE	D. V.
Mantes........	36 75	AVIGNON......	37 50
Pontoise.......	37 »	Apt...........	40 »
Corbeil........	36 50	Carpentras....	38 »
Etampes......	36 75	Orange........	37 25
Rambouillet...	36 75	VENDÉE	D. V.
SEINE-INF.	D. P	NAPOLÉON-V...	41 50
ROUEN........	37 »	Fontenay......	41 25
Dieppe........	38 50	Les Sables-d'O.	41 »
Elbeuf........	37 75	VIENNE	D. V.
Le Hâvre......	39 75	POITIERS......	38 75
Neufchâtel.....	39 »	Châtellerault...	38 25
Yvetot........	40 »	Civray........	39 75

Loudun........	38 50	Mirecourt.....	40 25
Montmorillon..	39 50	Neufchâteau...	40 »
VIENNE (Hte)	D. V.	Remiremont...	39 25
		Saint-Dié......	40 »
LIMOGES.......	36 50	YONNE	D. V.
Bellac.........	38 25		
Rochechouart..	41 50	AUXERRE......	38 25
Saint-Yrieix...	38 25	Avallon........	37 75
		Sens..........	37 25
VOSGES	D. V.	Joigny........	37 75
EPINAL........	39 »	Tonnerre......	38 50

Bien désigner

le nom

de la Source.

Les Eaux de Vichy en 1\2 bout^{lles}
coûtent 5 fr. de moins
que les prix ci-dessus.

UTILITÉ
DE L'USAGE

DES EAUX MINÉRALES NATURELLES
TRANSPORTÉES.

Au point de vue du gout, de l'hygiène et de la santé, l'usage des Eaux minérales naturelles tend de plus en plus à se généraliser. C'est une conséquence naturelle de l'augmentation des centres de population, dont les eaux deviennent de moins en moins potables, hygiéniquement et gastronomiquement parlant; chacun sait, en effet, que les filtres publics et domestiques sont insuffisants pour retirer des eaux toutes les matières insalubres qu'y mélangent constamment l'industrie et les usages domestiques; on peut même ajouter que les filtres mal entretenus sont eux-mêmes une nouvelle cause d'altération.

Pour obvier à ces inconvénients, quelques personnes se servent d'Eaux minérales factices; or, ce sont les eaux dont nous venons de parler qui servent à la fabrication de ces boissons.

Il est donc tout simple que l'usage des Eaux minérales naturelles à titre d'EAUX DE TABLE, comme Condillac, Saint-Galmier, Châteldon, Saint-Alban, Schwalheim, Seltz, tend de plus en plus à se généraliser.

Vichy. — Imprimerie WALLON. 7, 68.

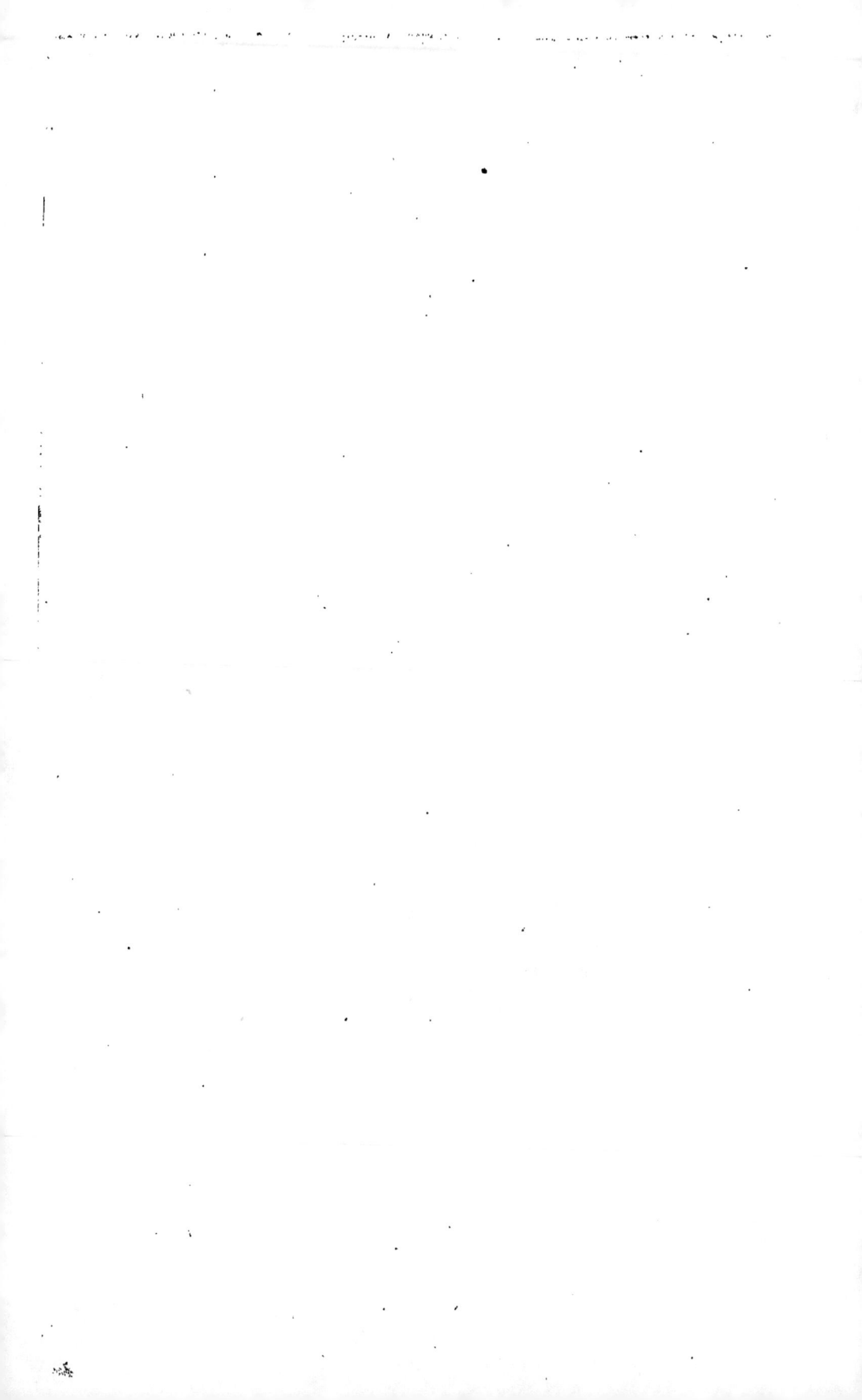

OUVRAGES DU MÊME AUTEUR :

—

L'Orient au point de vue médical. — Ses maladies régnantes et les Eaux de Vichy appliquées au traitement qu'elles comportent. — In-12. PRIX : 2 fr. 50.

Nouvelle théorie du Diabète, envisagée au point de vue du Vitalisme, et son traitement par les Eaux de Vichy. — In-12. PRIX : 1 fr. 50.

La médication hydrocarbonique à Vichy. — Ses applications, ses ressources et son avenir. — In-18. PRIX : 75 cent.

Les Plages de la Provence et des Alpes Maritimes au point de vue médical. — 2 vol. In-12. PRIX : 1 fr. 50.

Les Eaux de Vichy opposées aux affections de la vieillesse. — In-18. PRIX : 50 cent.

La Vie Ecclésiastique et les Maisons religieuses, au point de vue des Maladies qu'on y observe et leur traitement par les Eaux de Vichy. — In-12. PRIX : 5 fr.

Le Choléra épidémique et l'Hydrologie médicale. — Vichy et ses Eaux minérales comme Médication préventive et effective. — In-12. PRIX : 75 cent

———

Tous ces ouvrages se trouvent à l'Etablissement thermal de Vichy, et sont envoyés à toute personne qui en fait la demande affranchie et l'envoi de la somme en timbres-poste.

S'adresser également à M. Wallon, imprimeur-libraire-éditeur, à Vichy.

Vichy, imp. Wallon.